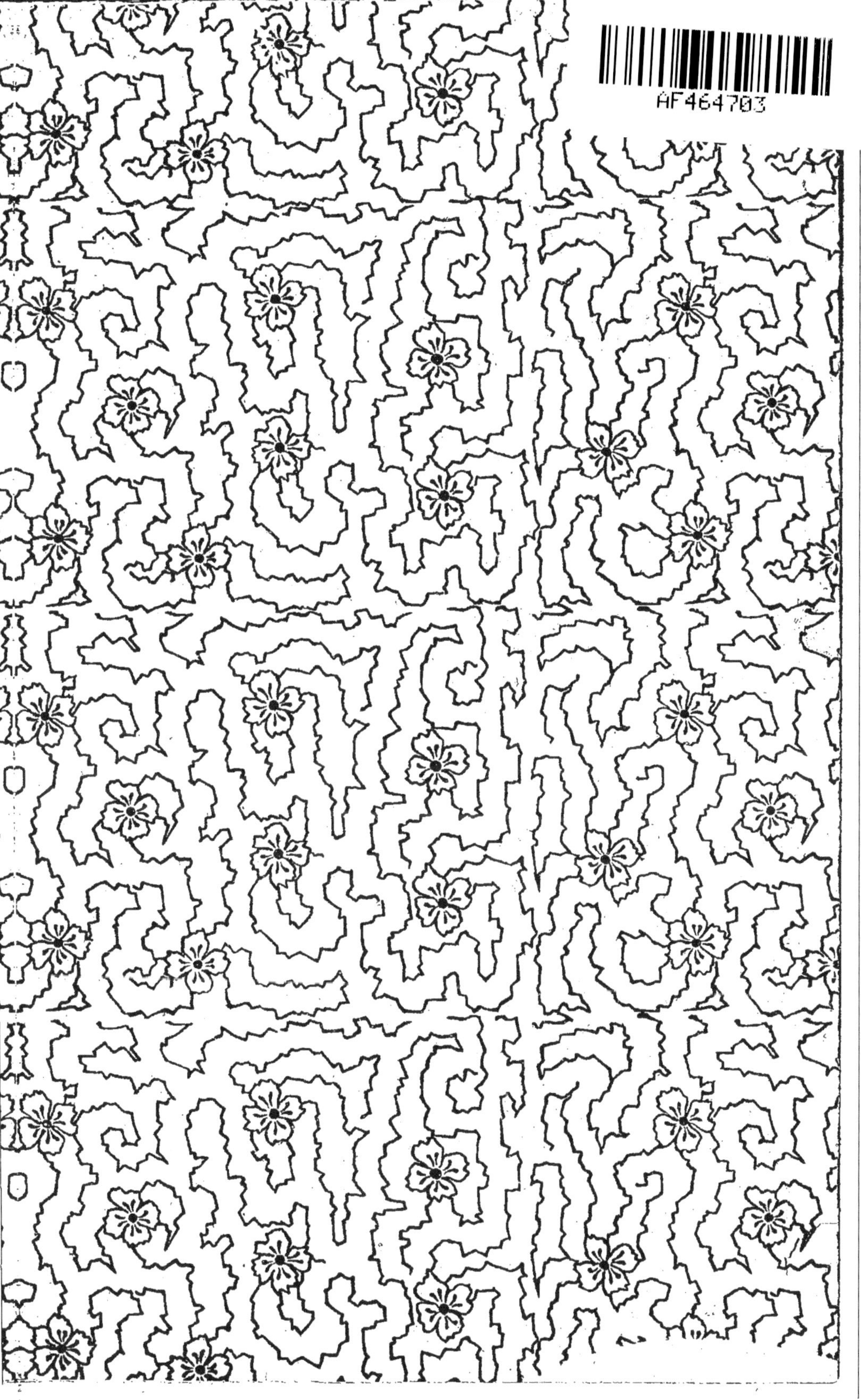

LES
RELIGIONS ORIENTALES

CONSIDÉRÉES DANS LEURS RAPPORTS AVEC

L'HYGIÈNE ET LA PROPHYLAXIE
DES MALADIES CONTAGIEUSES

PAR

Le Docteur PAUL VALENTIN

« Au berceau même des sociétés, l'hygiène s'affirme, et il est aisé de lui reconnaître une première période où elle s'inspire d'idées et de tendance ssacerdotales. »

A. PROUST.

PARIS
G. STEINHEIL, ÉDITEUR
2, RUE CASIMIR-DELAVIGNE, 2

1894

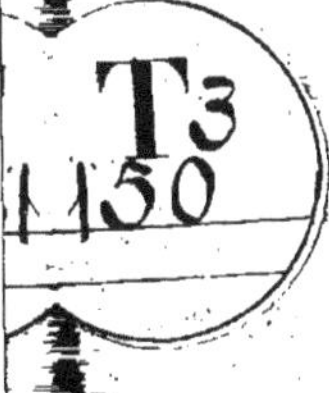

LES RELIGIONS ORIENTALES

CONSIDÉRÉES DANS LEURS RAPPORTS AVEC

L'HYGIÈNE ET LA PROPHYLAXIE DES MALADIES CONTAGIEUSES

PAR

Le Docteur PAUL VALENTIN

« Au berceau même des sociétés, l'hygiène s'affirme, et il est aisé de lui reconnaître une première période où elle s'inspire d'idées et de tendance ssacerdotales. »

A. PROUST.

PARIS
G. STEINHEIL, ÉDITEUR
2, RUE CASIMIR-DELAVIGNE, 2

1894

LES RELIGIONS ORIENTALES

CONSIDÉRÉES DANS LEURS RAPPORTS AVEC

L'HYGIÈNE ET LA PROPHYLAXIE DES MALADIES CONTAGIEUSES

IMPRIMERIE LEMALE ET Cie, HAVRE

LES
RELIGIONS ORIENTALES

CONSIDÉRÉES DANS LEURS RAPPORTS AVEC

L'HYGIÈNE ET LA PROPHYLAXIE
DES MALADIES CONTAGIEUSES

PAR

Le Docteur Paul VALENTIN

« Au berceau même des sociétés, l'hygiène s'affirme, et il est aisé de lui reconnaître une première période où elle s'inspire d'idées et de tendances sacerdotales. »

A. Proust.

PARIS
G. STEINHEIL, ÉDITEUR
2, RUE CASIMIR-DELAVIGNE, 2

1894

LES

RELIGIONS ORIENTALES

CONSIDÉRÉES DANS LEURS RAPPORTS AVEC

L'HYGIÈNE ET LA PROPHYLAXIE

DES MALADIES CONTAGIEUSES

PRÉFACE

La raison qui nous a guidé dans le choix de ce sujet, au risque de nous écarter un peu de la forme classique, est le désir de combler, dans la mesure de nos forces, une lacune de l'histoire de la médecine, sur laquelle notre attention fut particulièrement attirée par notre excellent maître, le Dr Dujardin-Beaumetz, dont l'esprit d'érudition si large et si profondément philosophique ne saurait rester indifférent à tout ce qui touche aux questions d'origine en matière de prophylaxie et d'hygiène.

L'Orient, qui vit naître les premières sociétés, codifia de très bonne heure, sous forme de lois religieuses, les rudiments d'hygiène légués par les temps préhistoriques et nés des exigences mêmes de la lutte pour la vie. Dix siècles avant Hippocrate, les Iraniens et les Béni-Israël jouissaient d'institutions sanitaires merveilleusement adaptées à leurs besoins, et les Aryâs de l'Inde brahmanique les suivirent de près dans cette voie, où les avaient dès longtemps précédés les Égyptiens des plus vieilles dynasties pharaoniques.

Rechercher dans les traditions religieuses et les livres sacrés de l'Orient les innombrables prescriptions d'hygiène et de prophylaxie formulées au hasard des circonstances historiques par des législateurs connus et anonymes, les classer dans un ordre logique et montrer le lien étroit qui les rattache aux influences combinées des milieux et des races, d'une part, et, de l'autre, à l'organisation théocratique des premières sociétés asiatiques et africaines : telle est la tâche que nous nous sommes fixée, tâche ingrate parfois, toujours longue et délicate, si l'on songe aux difficultés créées à chaque instant par l'incertitude des dates, l'obscurité des textes et l'insuffisance des documents.

Ce n'est pas sans appréhension que nous avons abordé un sujet si peu exploré jusqu'ici. Nous espérons que la nouveauté de notre étude sera tout à la fois, auprès de nos juges et de nos lecteurs, l'excuse et la recommandation de ce travail.

P. Valentin.

INTRODUCTION

L'HYGIÈNE SOCIALE ET PRIVÉE AUX ORIGINES DE LA CIVILISATION

I

En se plaçant sur le terrain de l'histoire et de la sociologie, on peut dire de l'hygiène en général qu'elle est l'ensemble des moyens que doivent employer les peuples, comme les individus, pour se mettre en harmonie avec les milieux où ils vivent et diriger tous les efforts de leur activité dans le sens d'une évolution progressive. L'instinct de la conservation est, en effet, le mobile fondamental de tout organisme vivant, individuel ou collectif. Tantôt isolé, tantôt rattaché à un corps social, errant dans les solitudes antéhistoriques ou préludant, sous un ciel privilégié, aux splendeurs des civilisations naissantes, toujours et partout l'homme s'est trouvé aux prises avec un besoin primordial, celui de s'améliorer pour s'adapter au milieu, c'est-à-dire pour vivre et subsister.

Parue sur un point quelconque de la surface du globe, notre espèce a successivement abordé les climats les plus divers, et traversé au moins trois périodes géologiques. Sans remonter jusqu'au problématique « anthropopithèque » de l'époque tertiaire, cet ancêtre velu à la peau jaunâtre, aux yeux obliques et aux cheveux roux qui serait, d'après M. de Quatrefages, le véritable archétype humain, nous savons aujourd'hui que l'homme quaternaire vécut d'abord dans les régions septentrionales de l'Asie, alors soumises à de hautes températures, à côté du mammouth et du rhinocéros à longs poils, dont les glaces de la Sibérie nous ont conservé les cadavres. Tour à tour végétarien, ichtyophage et carnivore, à peu près nu, il n'avait d'autres lieux de refuge ou de repos que les abris naturels rencontrés au hasard de ses courses vagabondes. Il n'y avait pas encore de famille, mais seulement des associations temporaires pour la chasse et les périls communs. Les morts étaient abandonnés au cours des fleuves, au bec des vautours, à la dent des chiens et des chacals. Les femmes, bétail servile, assouvissaient de gré ou de force le désir brutal et immédiat du mâle, qui, satisfait, retournait en hâte au combat. Affamé, harassé ou repu, l'homme voyait tout à travers un brouillard que ses idiomes rudimentaires étaient incapables de dissiper.

Survint tout à coup le grand hiver géologique, cataclysme encore inexpliqué, dont les rigueurs impitoyables poussèrent à une émigration en masse et dans toutes les directions hommes et bêtes, chasseurs et gibier. Les plus favorisées d'entre ces hordes fugitives trouvèrent, au cœur de l'Asie, des conditions d'existence faciles, qui leur permirent de se développer assez vite. Elles apprirent à domestiquer les animaux, à tailler la pierre, puis à la polir. Dès l'aurore de la période mégalithique, le feu était découvert et appliqué à la cuisson des aliments. Mais bientôt, forts des progrès de leur industrie, ces premiers colons de l'Asie centrale, à l'étroit dans leur pays d'adoption, en sortirent pour essaimer en tous sens et à toutes les distances; et c'est là le début de ces grands mouvements de peuples qui, par delà les âges successifs du cuivre, du bronze et du fer, nous conduisent sur le seuil même de l'histoire, aux temps de ces invasions légendaires dont les mythologies et les épopées primitives ont partout perpétué le souvenir.

La formation des races humaines à été la conséquence forcée des migrations préhistoriques et des acclimatations qu'elles ont entraînées. A chaque changement de milieu, une lutte s'engageait entre les organismes humains dépaysés et le climat inconnu. De là des transformations profondes et insensibles apportées dans l'état physiologique et dans l'aptitude pathologique des races. De là aussi, à chaque fois, une orientation nouvelle donnée aux habitudes héréditaires d'hygiène inconsciente et passive, que tout émigrant emportait avec soi, comme un résidu, désormais inutile ou nuisible, d'une adaptation antérieure.

Un jour vint, cependant, où certains groupes ethniques se fixèrent d'une manière définitive dans des milieux immuables, comme les vallées des grands fleuves orientaux. Dès lors fut close pour eux la longue série des modifications engendrées dans leur organisme par l'extrême diversité des influences jusque-là subies. Mais ces peuples constitués de bonne heure en collectivités distinctes, Éthiopiens rouges du Haut Nil, Sumériens de l'ancienne Chaldée, Dravidiens noirs des bords du Gange, ont assisté presque tous au développement des civilisations dont leurs contrées ont été le théâtre, sans y prendre une part active, sans les marquer au coin de leur génie propre. C'était à des races en apparence retardataires, longtemps égarées dans des régions moins heureuses, mais douées d'aptitudes générales supérieures, qu'il était réservé d'occuper, là comme ailleurs, la première place. Il leur suffit de savoir, grâce à une hygiène d'adaptation bien comprise, s'implanter et se maintenir d'une façon durable dans ces milieux où tout leur fut d'abord hostile : nous avons nommé les Aryâs et les Sémites. Avec eux, nous quittons définitivement les incertitudes de la préhistoire, où l'humanité, livrée à la toute-puissance et à la sécurité de l'instinct, observa sans s'en douter les règles simples et peu précises d'une hygiène extrêmement élémentaire.

L'entrée des peuples aryo-sémitiques sur la scène du monde oriental marque une étape décisive enfin franchie dans l'évolution matérielle et morale des civilisations primitives. A dater de cette époque, l'hygiène, devenue active et réfléchie, variable avec les races et les divers degrés de leur organisation sociale, exprime toutes les phases de leur lutte avec des milieux nouveaux, dont les perpétuelles exigences leur demandent des efforts permanents de résistance physique et d'assouplissement intellectuel. Œuvre d'adaptation consciente, elle nous apparaît le plus souvent comme imposée par des législateurs, connus ou anonymes, en qui s'incarnent les besoins des premières sociétés, et qui les aident, d'une façon plus ou moins désintéressée, à réaliser leurs destinées, lorsque surgissent des obstacles ou des dangers exceptionnels.

II

Au nom de quel principe parlent ces antiques législateurs de l'Orient ?

L'Europe contemporaine, si fière de sa haute culture, est enfin parvenue, au bout de quinze siècles, à la notion théorique d'une hygiène raisonnée ; mais cette hygiène n'est encore spontanément pratiquée, sous le contrôle nécessaire de l'État, que par une très faible minorité éclairée. Combien s'écoulera-t-il de générations avant que tous les habitants de nos villes et de nos campagnes, instruits des principales causes des maladies et convaincus de la possibilité de les fuir, se soumettent avec empressement aux vœux formulés par nos savants dans l'enceinte des Académies ?

Si toutefois, à ce point de vue comme aux autres, on peut tout attendre, pour la transformation des sociétés modernes, du progrès indéfini de la réflexion et de l'initiative individuelle, un tel espoir était interdit aux peuples antiques. Cet esprit d'analyse et d'examen, qui fait toute la science, ne fut guère qu'entrevu de loin par l'admirable lucidité du génie hellénique. En fait, la Grèce et Rome ont vécu sur les traditions d'hygiène émanées ou importées de l'Orient ; et quand Lycurgue, par exemple, dota ses concitoyens d'une gymnastique nationale tendant à développer harmonieusement toutes les énergies de la cité, il ne fit qu'adapter à son pays et à son temps un procédé général de plasticité sociale imaginé longtemps avant lui par les grands civilisateurs de l'Asie ancienne. Le but, en effet, fut le même ; les moyens seuls différèrent. Lycurgue, s'adressant à des Spartiates, plaça son plan de réformes sous l'égide de la Patrie ; Moïse, Zoroastre et Manou, parlant à des peuples plus jeunes, que des influences de toute nature rendaient éminemment accessibles à l'intimidation religieuse, invoquèrent la divinité et acceptèrent à l'avance, comme nécessaire à l'accomplissement de leurs desseins, l'hypothèse d'une révélation. En appelant les dieux à leur aide, ils utilisèrent du premier coup, et au moment le plus favorable, le seul levier social dont il leur fût permis de disposer pour faire œuvre à la fois utile et durable.

L'Orient, en effet, qui fut le berceau des premières civilisations, est resté le lieu par excellence des théocraties. Aux époques primitives, partout et de très bonne heure, il s'est rencontré certains hommes, qui, par leur habileté à voir dans l'avenir et à interpréter les songes, les présages et les signes du temps, par leur tempérament morbide qu'exagéraient encore des excitations anormales, ont su gagner la confiance de leurs compagnons ou les frapper d'étonnement. Dans l'Asie aryenne et sémitique, en particulier, le sorcier, le devin, le savant, le prêtre et le médecin furent d'abord confondus en une même personne, qui était tantôt le père de famille, tantôt un barde libre, à la fois poète et musicien, tantôt, mais plus rarement, un chef de guerre. Bientôt, l'importance de plus en plus grande attachée au sacrifice et à la prière compliqua le rituel et exigea de véritables clergés qui, égaux ou supérieurs au pouvoir civil, agirent, commandèrent, promirent au nom des dieux, dont ils étaient, aux yeux de tous, les interprètes naturels. Monopolisant dès lors toutes les sciences, et avant tout la médecine, ces castes sacerdotales s'en servirent comme d'un nouveau moyen de gouverner les hommes. Aussi les livres sacrés qui sont sortis de leurs mains reflètent-ils, au plus haut degré, cet ascendant incroyable que leur donnait une autorité puisée dans des lumières supérieures ou dans les traditions des sanctuaires : religieux, civils et hygiéniques, ces codes eurent force de loi parce qu'ils étaient articles de foi, et leur influence ne pouvait qu'être immédiate et absolue, dans des milieux immuables entraînant la paresse de l'esprit et la passivité du corps.

Il suffit de jeter un rapide coup d'œil sur le régime climatérique de l'Orient intertropical pour s'expliquer ce caractère profondément fataliste et superstitieux des foules qui, de tout temps, les a pliées sous le joug théocratique et a fait pour elles, de l'hygiène, comme une province de la religion. C'est dans cette zone, en effet, que se trouvent les mers les plus dangereuses, les côtes les plus malsaines, les fleuves les plus fécondants et les plus terribles, et, sous l'implacable uniformité d'une atmosphère de feu, les contrastes les plus violents. Ici, des plaines humides et limoneuses, d'une fertilité inouïe ; là, de hauts plateaux ou des monts inaccessibles, couverts d'impénétrables forêts vierges ;

plus loin, de mornes déserts, océans de sable aux ondulations immobiles, tombeaux de toute végétation et de toute vie ; à côté d'une sécheresse perpétuelle, des pluies torrentielles, des ouragans, des cyclones ; partout enfin, la faune la plus active, la plus éclatante et la plus forte : sur terre, l'éléphant, le tigre, le lion, les grands singes, les serpents, les scorpions gigantesques et les monstrueuses araignées ; dans les eaux, le requin, l'hippopotame, le caïman et le crocodile ; dans les airs, le vautour, l'aigle, et tout un monde d'insectes venimeux et destructeurs.

En présence de cette nature excessive, sont nées des populations molles, inertes, paresseuses, entretenues dans un état permanent d'atonie nerveuse et musculaire par une nutrition alanguie et des dépenses sudorales exagérées. Aussi l'indifférence la plus profonde et la plus générale est-elle le trait dominant de leur caractère : des sables du Sahara aux jungles du Bengale, on rencontre toujours le même esprit de fatalisme et de résignation, la même abdication de tout effort et de toute volonté, le même goût de la contemplation oisive et des rêveries solitaires, charme d'une imagination surexcitée, mais faible, et qui s'égare dans le fantastique.

Les mœurs se sont ressenties des mêmes influences : on se laisse aller à jouir au jour le jour, et souvent sans mesure, d'une existence à la fois facile et précaire, toujours livrée aux ardentes sollicitations du milieu. De là, ce large courant de sensualité raffinée et d'immoralité naïve, qui semble inonder tout l'Orient, et d'où sont dérivées les conceptions les plus délirantes des vieilles théurgies asiatiques et africaines.

Ce qui nous frappe, en effet, dans les religions chaldéo-égyptiennes, c'est leur érotisme fondamental. Issu du symbolisme phallique, auquel, dès l'époque des « pierres levées » aucune race ne resta étrangère, le culte de la fécondité chtonienne en vint rapidement, par une tendance anthropomorphique naturelle, à figurer les fermentations ininterrompues de la matière, sous les attributs humains de l'énergie mâle et femelle. La prédominance presque exclusive du principe féminin engendra tour à tour l'Istar de Babylone, l'Isis nilotique, l'Astarté phénicienne, l'Aschéra de Judée, la Tanit carthaginoise et la Cybèle d'Asie mineure. Ainsi, sous des noms variés, les rites les plus énervants célébrèrent la toute-puissance de la Grande Déesse, source des voluptés fécondes et des éternelles renaissances, éclose, avec tout son cortège de dieux lubriques ou sanguinaires, aux pays de l'éréthisme orgiastique, sur les bords du Nil et de l'Euphrate. Partout où le chtonisme a dominé, bien qu'il fût compatible avec un certain degré de civilisation, un régime social adapté aux pratiques d'une religion dépressive réduisit les peuples à l'impuissance, en épuisant leur corps et en dégradant leur pensée. Il en fut de même pour l'Inde, où le phallisme autochtone, loin de céder le pas aux religions importées du dehors par les conquérants aryo-sémitiques, les a successivement pénétrées et comme imprégnées de son naturalisme délétère.

III

Telles sont les causes multiples qui ont rendu les races orientales faibles de corps, d'esprit et de cœur. L'évolution de ces races est dominée tout entière, au double point de vue matériel et moral, par l'influence prépondérante d'un climat écrasant et d'une nature dominatrice. Érotisme des croyances, absolutisme, théocraties, tout en découle ; et rien ne saurait expliquer mieux les efforts redoublés des législateurs aryens ou sémitiques pour tenter, au nom des dieux sévères de l'ouranisme, Ormuzd, Brahma et Iawêh, d'arracher aux plus néfastes séductions les tribus jadis valeureuses, qui étaient accourues du Nord et de l'Ouest à la conquête de l'Orient.

Chefs inspirés ou autocrates de droit divin, grands génies pour leur époque, ils furent des novateurs convaincus. Qu'ils aient ou non existé, que les livres sacrés qu'on leur attribue aient été promulgués par eux ou lentement rédigés par le clairvoyant égoïsme des classes sacerdotales, leur œuvre n'en subsiste pas moins comme un monument de sagesse et de sens historique qui nous étonne. Incapables eux-mêmes, sans nul doute, d'établir cette distinction, inintelligible en Orient, du sacré et du profane, du spirituel et du temporel, de la croyance et de la science, ils ont su faire du « livre » le « tout » de leurs peuples. Et comme ce livre, Zend-Avesta, Bible ou Manâva-dhàrma-çâstra, résumait en effet dans leur pensée l'ensemble des conditions favorables à la réorganisation sociale qu'ils méditaient, l'hygiène y tient une large place ; mais elle est surtout fonction sociale et sa valeur, au point de vue des individus, dérive de sa valeur en tant qu'expression générale des nécessités biologiques de l'évolution collective.

Ainsi conçue comme partie intégrante d'un plan révélé d'amélioration de la race ou de la tribu, l'hygiène porte le sceau des temps qui l'ont vue naître et des tendances religieuses qui l'ont confirmée. Une sanction humaine et divine très sévère, un luxe de rites et de cérémonies minutieuses, l'idée d'impureté attachée à certains actes et à certaines maladies s'y mêlent à d'étranges hérésies médicales, imputables à l'ignorance ou à des superstitions saugrenues, subies ou entretenues par le législateur dans l'intérêt de sa réforme. En tout cas, l'hygiène de ces recueils sacrés a bénéficié de l'immutabilité relative des formes sociales et religieuses dans les milieux orientaux : elle s'y généralisa d'emblée, et si complètement, qu'elle y est encore observée presque partout avec le même esprit formaliste et pratique qu'autrefois.

C'est que le grand souci de Zoroastre, de Moïse et de Manou fut de sauver, l'une par l'autre, la religion et la caste, la liturgie et la nationalité. A l'exclusivisme de classe ou de tribu, correspondit un ritualisme excessif. Entre le juif et le « goï », entre le Dwidja et le Soûdra, entre l'Iran et le Touran, l'hygiène s'interposa, avec sa muraille d'observances rituelles. Par un réseau de prescriptions sans fin, par l'étroite règle d'une vie où tout était prévu et réduit en formules, le législateur orienta l'activité commune vers un but unique, absorba l'esprit de tous dans une seule pensée et l'y enserra comme en un moule de fer. Liés et garrottés, en quelque sorte, par leur rituel, livrés à eux-mêmes, isolés de leurs voisins, Aryâs et Sémites d'Orient seraient encore aujourd'hui, comme les Coptes, les Parsis et les Druses, vierges de tout mélange et admirablement stationnaires, si les nécessités historiques et les conséquences mêmes du prosélytisme religieux n'avaient plus d'une fois rouvert aux influences du dehors la porte des communautés nationales.

Quoi qu'il en soit, ces prescriptions d'hygiène et de prophylaxie religieuses expriment un ensemble de vues profondes, et ont certainement contribué à donner une physionomie spéciale à la splendeur toute matérielle des grandes civilisations orientales. Leur étude nous aide à comprendre l'échec des réformateurs d'ordre moral dans des milieux déjà pourvus d'une organisation et d'une discipline sociales adéquates aux exigences des climats et des races. Le christianisme et le bouddhisme, s'adressant à l'humanité plutôt qu'à un groupe ethnique défini, et négligeant volontairement le corps au profit de l'âme, n'exercèrent guère qu'une influence générale sur les mœurs de leur pays d'origine ; et, quand ils s'implantèrent ailleurs, ils durent s'harmoniser plus ou moins avec les coutumes d'hygiène traditionnelle qu'ils rencontrèrent sur leur route, toutes les fois qu'ils ne purent prévaloir contre elles.

PREMIÈRE PARTIE

LES RELIGIONS CHALDÉO-ÉGYPTIENNES

C'est à dessein que nous réunissons ici, sous un titre commun, les vieilles religions de la Chaldée et de l'Égypte. Procédant en effet à titre égal, bien qu'avec certaines différences de forme, du culte primitif de la génération, elles furent amenées, dès les temps les plus reculés, à confondre leurs rites et leurs liturgies dans une même adoration de la nature et de la fécondité universelle. A Memphis et à Babylone, la divinité suprême ne sut jamais s'élever de la terre au ciel et oublier le symbolisme génésique pour le gouvernement rationnel des choses et des êtres : attachée à la terre et souvent à la fange, elle resta rivée à la passion reproductrice, ou invinciblement aheurtée au problème insoluble de la vie et de la mort.

L'influence de ces mythologies phalliques et vulvaires sur les mœurs de l'Égypte et de l'Assyrie fut évidemment de celles où l'hygiène eut plus à perdre qu'à gagner. Quant au rôle effectif que jouèrent, à l'égard de l'hygiène publique ou privée, les classes sacerdotales sitôt et si fortement constituées dans ces pays, il est difficile de s'en faire une idée exacte, par suite de l'insuffisance extrême des documents relatifs au point particulier qui nous occupe. Le peu que nous savons nous autorise à penser que les prêtres, tout aussi indifférents aux destinées des peuples que les despotes dont ils usurpèrent plus d'une fois le pouvoir, furent avant tout jaloux de maintenir par tous les moyens leurs privilèges de caste. Tandis que les foules, suivant la pente naturelle de leur caractère, célébraient avec plus ou moins d'énergie l'éternelle volupté comme raison et comme but de l'existence, ils s'adonnèrent spécialement à l'étude des sciences occultes et aux soins du sacerdoce, se réservant pour eux-mêmes, du moins en Égypte, le bénéfice d'une hygiène supérieure et gratuite.

Les premiers essais d'organisation sociale en Chaldée seraient contemporains des tentatives de centralisation politique faites par les premières dynasties égyptiennes (5000 environ avant J.-C.). Le déplacement des centres maîtres qui, après Our, furent successivement Ninive et Babylone, ne modifia pas beaucoup les agissements du groupe humain, si complexe, formé, dès la plus haute antiquité, sur les bords du Tigre et de l'Euphrate. Les religions, les mœurs et les langues finirent par se confondre et il en résulta un type général de civilisation essentiellement asiatique, où dominèrent, sous l'omnipotence des divinités chtoniennes, un goût effréné de jouissance et de domination, avec, pour corollaires, le mépris de l'être et l'exaltation de la chair. Les prostitutions sacrées de Babylone sont demeurées célèbres. Une loi établie par un oracle ordonnait à toutes les femmes de se rendre, au moins une fois dans leur vie, au temple de la déesse Mylitta, pour s'y offrir à des étrangers moyennant un salaire, quelque modique qu'il fût; ensuite, mais seulement ensuite, il leur était permis de vivre chastement. Ce trait de mœurs, rapproché des coutumes du même genre qui signalèrent les temples de Chypre, de Tyr et de Carthage, prouve bien que si les prêtres des religions issues du chtonisme chaldéen intervinrent comme éducateurs des foules, ce ne fut vraisemblablement pas plus pour régénérer leurs corps que pour moraliser leurs âmes.

L'Égypte ne paraît pas avoir connu, surtout aux premiers

temps de son histoire, de semblables débordements. Le climat des bords du Nil, d'une égalité parfaite, exclut tout excès et favorise la tendance à une sobriété naturelle. Méthodique et laborieux, l'Égyptien fut longtemps, comme le fellah moderne, un être doux et calme, faisant sa loi des conventions traditionnelles, dédaigneux des ambitions démesurées et des plaisirs intenses. C'est seulement vers le début du Moyen-Empire (3064 avant J.-C.) que l'invasion des mœurs et des divinités asiatiques développa chez lui des habitudes de luxe et une passion de religiosité jusque-là inconnues. Au contact des Hicksos, Hébreux et autres Sémites de toute espèce, les vieux civilisateurs de la « vallée bénie », Éthiopiens rouges déjà métissés de Lybiens bruns et de Berbères blonds, devinrent peu à peu les plus indolents et les plus superstitieux des hommes. Le culte indigène des morts se doubla d'un nombre infini de pratiques et de cérémonies religieuses, entachées d'un symbolisme suggestif et souvent brutal, mais qui n'eurent, à tout prendre, pour la foule, rien d'assujettissant. En fait, dans le chaos des divinités multipliées, les croyances populaires restèrent simples ; et, en dehors des fêtes solennelles où l'orgie des sens s'alliait à l'ivresse de la raison, l'Égypte conserva un sens profond de l'hygiène, conforme à cet esprit de sagesse et de tempérance vanté par Hérodote, Strabon et Diodore de Sicile, et dont on trouve encore des traces dans le calendrier copte actuel, tout imprégné des traditions antiques.

Malgré le lourd despotisme des Pharaons, l'insolence des scribes et des dignitaires, et l'influence dépressive d'une aristocratie exigeante et corrompue, le peuple égyptien ne se départit jamais d'une certaine gaieté souriante et résignée, qu'entretenait l'extraordinaire facilité de la vie sous un ciel d'une clémence proverbiale. Sobrement vêtus, les paisibles sujets des Rhamsès et des Ousourtesen se contentaient, à l'ordinaire, d'une nourriture saine et modeste. Le sorgho y tenait le premièr rang; puis venaient le miel, les fruits de toute sorte, le pain de doura et de papyrus, les graines de lotus, le vin de palmier, les petits oiseaux, et surtout le poisson, cru ou séché au soleil, rôti, bouilli ou mariné dans la saumure. L'ivresse, et en général tous les excès, étaient sévèrement condamnés par l'opinion : « Sachant que le vin est une abomination, écrivait un scribe de la XIXe dynastie, abstiens-toi des outres, ne mets pas les cruches devant ton cœur, ignore les jarres. »

On savait changer de vie suivant les saisons. Pendant les équinoxes, surtout en septembre, de grandes précautions étaient prises : les hommes devenaient attentifs. « Évitez de vous fatiguer, dit le calendrier copte, habillez-vous plus chaudement. Les matinées fraîchissent, les rosées deviennent abondantes, les coups de vent sont perfides. L'eau est refroidie : il ne faut pas en boire pendant la nuit. » Et plus loin : « Suspendez toute médication périodique. » Les Égyptiens, en effet, si l'on en croit Diodore de Sicile, se traitaient à jours fixes par les clystères, la diète et les vomitifs; persuadés que la plupart des désordres organiques proviennent d'un excédent de nourriture, ils considéraient la prophylaxie déplétive comme éminemment apte à couper le mal dans sa racine et à maintenir la santé en équilibre.

Ces coutumes traditionnelles d'hygiène populaire émanaient du tempérament même des vieilles races égyptiennes. Aussi la classe sacerdotale, loin d'y rien changer, les adopta-t-elle pour son usage, en les perfectionnant toutefois dans le sens d'un égoïsme intelligent et raffiné. Transformant en symboles religieux des pratiques qui n'avaient eu, tout d'abord, qu'une signification d'utilité privée ou publique, les prêtres développèrent l'art des embaumements et l'architecture funèbre, comme ils réglementèrent les ablutions et les fumigations sacrées et firent de la boucherie une dépendance exclusive du temple.

Les ossements peints et vernis d'autrefois furent remplacés par des « momies », de confection plus savante, injectées, après macération dans le sel, avec du natron et des aromates, et qu'on enroulait ensuite dans des bandelettes dorées ou surchargées d'inscriptions, avant de les enfermer dans de triples boîtes de cèdre ou dans des sarcophages de basalte, de porphyre et de granit. Tout un peuple de praticiens et d'artistes procédait, sous la surveillance des prêtres, à ces minutieuses préparations qui, dans certains cas, pouvaient durer jusqu'à cent jours. Ainsi rendus inoffensifs pour les vivants, les morts étaient portés, suivant leur rang, dans l'une des « maisons éternelles » qui pullulaient aux bords du Nil, hypogées, mastabas, pyramides et palais funéraires creusés dans les flancs de la chaîne lybique et luxueusement décorés de bas-reliefs et de peintures.

Quant aux soins du corps, nous savons par Hérodote que les prêtres ne craignaient pas d'en exagérer l'importance. Ils se baignaient deux fois le jour et deux fois la nuit. Leurs vêtements étaient de lin, et leurs chaussures, de papyrus. Ils s'étaient interdit la laine, parce qu'elle garde trop la souillure des bêtes mortes. Les ustensiles dont ils se servaient pour les besoins de la table ou du sacrifice étaient purifiés par l'eau lustrale et les vapeurs odoriférantes des brûle-parfums ou des bûchers sacrés, surtout s'ils avaient subi le contact d'un homme de race étrangère.

On fournissait en abondance à la classe sacerdotale, pour sa consommation particulière, des viandes de boucherie et de basse-cour, le plus souvent des bœufs et des oies. Ces offrandes étaient tout à la fois l'alimentation du dieu et du prêtre : à l'officiant, la partie utile et nourrissante ; à la divinité, le sang, la graisse, la fumée, l'âme ou le fantôme de la victime. Mais aucune viande n'était acceptée par le temple sans avoir été soumise à un contrôle sanitaire inflexible. Ce contrôle, nous en trouvons le détail dans Hérodote, qui eut la bonne fortune d'être admis comme témoin au sacrifice sacré. « Un prêtre commis à cet examen, nous raconte-t-il, érige l'animal debout, puis l'abat sur le dos, lui tire la langue, scrute soigneusement si elle ne présente aucune tache et si les poils de la queue ont une insertion normale. Quand la victime est reconnue digne de l'holocauste, on lui met aux cornes une bandelette de papyrus et de la terre sigillaire marquée d'un sceau spécial. Tout sacrifice accompli en dehors de ces règles serait plus impie qu'un crime... On mène la bête au lieu d'immolation. Le bûcher flambe, le vin emplit les coupes ; on invoque le dieu et on égorge l'animal. Avant de le dépouiller, on lui tranche la tête, que l'on emporte sous les grondements des imprécations, pour la vendre à quelque marchand grec, ou la jeter à la rivière avec cet exorcisme : que tout malheur menaçant celui qui offre le sacrifice soit détourné, et qu'il retombe sur cette tête !... Après avoir, au milieu des invocations, dépouillé la peau du bœuf, ils rejettent les intestins, laissant dans le ventre les autres viscères et la graisse. Ils coupent le haut des jambes, les hanches, les épaules, le cou. Ils bourrent l'abdomen béant de pain de farine pure, de miel, de raisins secs, de figues, d'encens, de myrrhe et d'autres aromates. La flamme du bûcher lèche ce rôt immense, que l'on arrose de larges rasades d'huile... Ils se donnent de grands coups sur la poitrine, et quand la flagellation est terminée, ils s'attablent au festin avec les viandes du sacrifice. »

Tous les animaux n'avaient pas l'honneur de l'holocauste : la vache surtout devait être écartée, à cause d'Isis, qui représentait la vache-femme, symbole par excellence de la fécondité universelle. Quant au porc, il était regardé comme tellement impur que toute personne frôlée par lui devait courir au fleuve et y plonger ses vêtements : en manger à toute autre époque qu'aux jours de pleine lune était un sacrilège ; et les éleveurs de porcs, quoique indigènes, étaient condamnés à ne jamais franchir le seuil des sanctuaires. Enfin, si la chair de poisson ou de reptile était permise à la foule, la classe sacerdotale s'en défendait l'usage. Les fèves seules, parmi les légumes, étaient interdites à qui que ce fût : les prêtres n'en devaient même pas subir la vue, sous peine d'encourir l'anathème d'impureté. Nous ignorons la cause de cet ostracisme.

Ainsi l'Égypte, en cela bien différente de l'Assyrie, pratiquait de longue date une sorte d'hygiène élémentaire assez conforme aux exigences du milieu et des races acclimatées. Élargie et précisée par la clairvoyance intéressée du corps sacerdotal, qui la réduisit, sur un grand nombre de points, en formules d'initiation, cette hygiène avait déjà atteint un haut degré de perfection relative, lorsqu'un Hébreu de génie, Moïse, à qui il fut réservé de la connaître et de l'étudier, vint tout à coup lui donner, pour le plus grand profit d'Israël, un développement magnifique et imprévu.

DEUXIÈME PARTIE

LES RELIGIONS SÉMITIQUES

MOÏSE

Dans la confusion des races qui peuplaient là vallée du Bas-Euphrate, se distingua de bonne heure un petit groupe sémitique, les Tharéchites, descendants de ce Tharé qui mena le premier exode des Chananéens vers le nord de l'Assyrie. On les appelait Ibris ou Hébreux, c'est-à-dire « les hommes de l'au-delà du fleuve ». Or, vers 2000 environ avant notre ère, l'un d'entre eux, témoin de l'invasion iranienne qui mit fin à l'antique civilisation de la Chaldée, Abraham, conçut le projet d'une réformation religieuse analogue à celle que Zoroastre accomplissait à ce moment en Bactriane. Fuyant Our, sa ville natale, avec tous les siens, il émigra en Mésopotamie, et de là se dirigea vers la Syrie et vers l'Égypte. L'idée monothéiste dont il emportait le germe fut pieusement conservée par ses héritiers, et devint, entre les mains de Moïse, la formule maîtresse d'une loi nouvelle, qui codifia pour jamais ce qu'il y avait eu jusque-là de vague et d'indécis dans les aspirations des patriarches.

Dépositaire des traditions hébraïques, et sachant bien, en conséquence, le dieu d'Abraham, d'Isaac et de Jacob, Moïse vécut, enfant, dans le palais de Rhamsès II, entouré de rhéteurs, instruit « dans toute la science des prêtres ». Il apprit l'art de conduire les hommes en même temps qu'il se pénétrait sur place des principes d'hygiène enseignés dans les sanctuaires nilotiques. Ambitieux de continuer l'œuvre de ses pères, il délivra d'abord les Hébreux de la servitude égyptienne, et, au lendemain même du passage de la mer Rouge, il entreprit de discipliner ce troupeau d'esclaves, émancipé d'hier, indocile et jouisseur, mais très apte à subir l'intimidation religieuse (1400 av. J.-C.). Se plaçant surtout au point de vue de la résistance intérieure du « peuple de Dieu », il l'isola, par prudence et par calcul, du reste de l'Asie. Ce fut là, certes, un travail d'organisation difficile; et l'on est à la fois surpris et émerveillé qu'avec des éléments empruntés aux sources les plus diverses, en dépit des murmures d'Israël se prenant à regretter la viande, les poissons et les concombres d'Égypte, Moïse ait réussi à introduire d'une façon définitive, dans les mœurs hébraïques, des pratiques d'hygiène et de prophylaxie qui, admirablement développées plus tard par les docteurs du Thalmud, sont encore, après plus de 3000 ans, l'honneur et la sauvegarde du Judaïsme.

Tout convergeant vers Jéhovah, le *cohen* fut naturellement le gardien de la sécurité publique. L'hygiène eut ainsi dans la religion la seule sanction qu'il lui fût possible d'avoir, et « ceux qui fonctionnaient dans la demeure de l'Éternel », Aaronites et Lévites, donnèrent les premiers l'exemple de la plus scrupuleuse observance de la loi. Suivant la règle établie par Moïse pour l'institution du sacrifice (Exode, XXIX), ils n'usaient que d'une nourriture choisie, et spécialement composée de pains, gâteaux et beignets sans levain, faits de froment pur et pétris avec de l'huile vierge, ainsi que de viandes sans défauts, veaux et béliers qu'ils égorgeaient selon les rites et dont ils mangeaient la chair bouillie après en avoir brûlé, hors du camp, la peau, la graisse et les matières stercorales. Les restes du repas devaient être consumés par le feu : en conserver pendant plus de deux jours était une abomination. Ces serviteurs sacrés portaient des habits de lin, faciles à nettoyer, brodés d'or et lamés de pourpre. Une large cuve d'airain remplie d'eau pure servait à leurs ablutions, avant et après le sacrifice. Le corps oint d'une huile parfumée, ils jetaient à profusion dans le bûcher qui flambait continuellement sur l'autel, du galbanum, de la myrrhe, de l'encens et une foule d'autres espèces aromatiques. On leur apportait chaque matin quelque oblation volontaire : bientôt ils regorgèrent de présents, et il fallut que Moïse fît crier par le camp « que ni hommes ni femmes ne fissent plus d'ouvrage pour le sanctuaire ».

Quant aux Nazaréens, voués eux aussi, dès leur naissance, à à une vie de pureté et de sainteté, il leur fut prescrit de s'abstenir de vin, d'acidulat de *schekar*, de toute liqueur enivrante, et même, par excès de précaution, de raisins frais ou secs. On ne touchait à leur chevelure que dans le cas où ils avaient été souillés par le contact d'un cadavre; mais alors on la rasait complètement, en faisant suivre cette cérémonie de grandes purifications lustrales.

Les instructions de Moïse, toutefois, conçues dans un large esprit d'utilité générale, s'adressaient avant tout au peuple, et c'est un vrai code d'hygiène et de salubrité publique qu'il édicta sur les hauteurs du Sinaï. Ordres clairs et menaces précises, rien n'y manque de ce qui était nécessaire à l'organisation sociale des Hébreux métissés et corrompus. La formule du châtiment suit toujours l'énoncé des prescriptions sanitaires. L'ombre de Jéhovah plane sur toute l'œuvre : violer la loi, c'est s'exposer à la colère de l'Éternel et vouloir « être retranché d'entre les nations ».

L'hygiène des sexes a préoccupé de tout temps les législateurs et les moralistes hébraïques. La vie nomade et pastorale favorisait, entre les divers membres d'une même famille, une promiscuité dangereuse, et laissait toujours ouverte aux influences du voisinage la porte du clan ou de la tribu. Moïse lutta par les moyens les plus violents contre l'invasion des *zarah* ou courtisanes étrangères, qui se pressaient sur les flancs de la colonne en marche. Un jour, Moabites et Madianites entraînèrent au culte voluptueux de Baal-Peh'hor les plus braves guerriers d'Israël : ils furent exterminés en masse, et des purifications renouvelées pendant sept jours suffirent à peine à laver les Hébreux des immondes souillures contractées à cette occasion. Plus tard, en pleine Jérusalem, les principes trop abstraits du Jéhovisme furent souvent tenus en échec par l'intrusion toute puissante des divinités chtoniennes, venues d'Assyrie et de Chaldée, avec l'irrésistible séduction de leurs lascivités et les débauches savantes de leurs rites. Les rois eux-mêmes cédèrent à l'obsession des sens déifiés. Salomon, non content d'ouvrir son palais à tous les dieux de l'Asie et son sérail à des femmes de toute provenance, installa, dans les jardins du Temple qu'il venait d'élever à la gloire de l'Éternel, les tentes dorées des Kedeschot, prêtresses de la déesse Aschéra ; et, dans le Temple même, il y eut la chambre des Kedeschim ou Efféminés, qui abrita les pires écarts génésiques.

Ce ne fut pas trop, sans doute, des rigueurs de la loi mosaïque et des réquisitoires emportés des « nabis » pour arracher Israël à la fascination de ces « enfers de turpitudes », où revivaient Sedôm et Ghomorrhâ. L'inceste, la sodomie et la pédérastie furent sévèrement réprimés par Moïse. Découvrir la nudité de ses proches, avoir commerce avec un mâle ou avec une bête, furent des actes égalés aux plus grands crimes et punis de mort.

(Lévitique, xviii, 4-22 ; Exode, xxii, 19.) Anathème fut prononcé contre la femme adultère, « qui ne peut boire sans crainte les eaux amères de la malédiction ». Quant à celui qui « suborne une vierge qui n'était point sa fiancée, il faut qu'il la dote et la prenne pour femme ». (Nombres, v, 19.) Enfin, malgré l'énergique flétrissure que la Bible imprime au vice d'Onan, nous entendons à chaque instant la voix des prophètes tonner contre des dérèglements plus éhontés encore. « Tu as pris les bagues magnifiques, mon or, mon argent que je t'avais donnés, tu t'es fait des postiches de mâle, et tu as forniqué avec eux. » (Ézéchiel, xvi, 17.) Et dans Jérémie (iii, 6) : « N'as-tu point vu ce qu'Israël la rebelle a fait ? Elle s'en est allée sur les hautes montagnes et sous les arbres feuillus..., et il est arrivé qu'en se prostituant elle a souillé le pays, et qu'elle a commis adultère avec la pierre et avec le bois. »

Que faut-il penser de la circoncision, instituée par Moïse comme signe de l'alliance de Dieu avec son peuple ? Il est probable qu'il n'y attachait pas, au point de vue hygiénique, une bien grande importance, puisqu'il ne craignit pas d'exciter lui-même le courroux d'Israël, pour avoir négligé de circoncire son propre fils. (Exode, iv.) Vestige du culte phallique, la circoncision, comme une foule de mutilations du même ordre, fut très anciennement en usage chez les peuples les plus divers. Les Égyptiens la tenaient de l'Afrique noire : marque distinctive adoptée par leur aristocratie guerrière et sacerdotale, elle devint chez eux une pratique d'initiation. Introduite par Abraham en Israël, à son retour d'Égypte et après le séjour de Sarah dans le harem des Pharaons, elle fut rendue obligatoire par Moïse, qui en fit le prélude de l'existence collective. Josué, après le passage du Jourdain, ordonna une circoncision générale. Dès le règne de Saül, utile ou non, ce fut une coutume profondément enracinée dans les mœurs israélites de circoncire tout enfant mâle huit jours après sa naissance. Récemment, des cas de contamination syphilitique bien observés par Ricord, Taylor et Lubeski ont fait modifier, à la demande de M. Zadoc-Kahn, grand rabbin de France, la technique par trop primitive de cette petite opération.

Nous en aurons fini avec l'hygiène sexuelle du Pentateuque, quand nous aurons rappelé que Moïse, comme Zoroastre, se montra l'adversaire résolu de toute cohabitation des époux pendant la période menstruelle. Étaient généralement impurs à ses yeux tout homme entaché de pollution volontaire ou d'écoulement suspect, et toute femme accouchée ou affectée d'une hémorrhagie génitale quelconque. Dans tous ces cas prévus par la loi, sept jours devaient être comptés à partir du moment où l'organisme était débarrassé de sa perte : après quoi, hommes et femmes redevenaient purs, à condition de « laver leurs vêtements et leur chair à l'eau vive » et de purifier tous les objets qu'ils avaient touchés pendant le temps de leur souillure.

La satisfaction des besoins naturels fut soumise, pendant toute la durée de l'exode, à une sage réglementation qui préserva certainement Israël des plus redoutables épidémies. « Un endroit sera hors du camp, est-il dit dans le Deutéronome (xxiii, 13-14), et tu évacueras dans la solitude au dehors;... et un pic sera au nombre de tes ustensiles, et quand tu seras accroupi au dehors, tu creuseras un trou profond, et y enfouiras ton excrément. » Les morts étaient ensevelis dans le sol : leur contact, impur entre tous, obligeait à de grandes purifications rituelles. De plus, toute demeure, tente ou maison, visitée par une maladie contagieuse, était démolie, en totalité ou en partie : on grattait, dans ce dernier cas, toutes les taches où l'on croyait voir, sur les tentures ou sur les murs, des dépôts de germes morbides ; puis on purifiait l'habitation en l'aspergeant avec du sang de passereau et en y brûlant du bois de cèdre.

Le petit nombre de maladies connues à l'époque de Moïse explique la faiblesse des prescriptions relatives à l'hygiène thérapeutique. En dehors des ulcères, des hémorrhoïdes et des ophtalmies, quelques dermatoses rebelles attirèrent seules l'attention du législateur : la gale, la teigne, le prurigo, et surtout la lèpre, fléau redouté des Israélites et qui avait été envoyé par Jéhovah à Méryem, l'épouse d'Aaron. « Lorsqu'un homme, dit le Lévitique (XIII, 2-58), aura la peau de ses parties charnues couvertes d'une tumeur, d'une éruption pustuleuse ou d'un vitiligo, ayant l'aspect d'une maladie squameuse, il se présentera à Aaron, cohen, ou à l'un de ses fils, cohénim — le cohen regardera la plaie. Si le poil émergeant a blanchi, et que la lésion pénètre plus profondément que la peau, c'est la lèpre. Le cohen scrutera l'homme, et le dira : tameh ! — or, le lépreux atteint de plaie aura ses vêtements mis en lambeaux ; il restera tête nue, le menton couvert jusqu'à la lèvre supérieure et criera : « tameh ! tameh ! » Signalé ainsi comme objet de répulsion générale, le lépreux était séquestré hors du camp, jusqu'à sa mort ou à sa guérison complète. De laine ou de fil, de drap ou de cuir, ses vêtements étaient jetés au feu.

Nous voici arrivés au point le plus intéressant de l'hygiène mosaïque, au chapitre des prescriptions alimentaires, si importantes aux yeux d'Israël et si profondément imprimées dans son esprit par les efforts répétés des « docteurs de la Loi », depuis la captivité de Babylone jusqu'à la dispersion sous Titus, qu'actuellement encore, même après le contact prolongé de nos mœurs occidentales, un grand nombre de Juifs se laisseraient mourir de faim plutôt que de toucher à des aliments préparés en dehors des rites consacrés. Manger des mets prohibés est resté la « grande abomination ». Partout où il y a une population juive, elle a ses boucheries et ses sacrificateurs. On trouve même, paraît-il, dans certaines villes de France, des hôtels spéciaux pour les voyageurs israélites, où ils sont sûrs de trouver de la viande *kascher*. On sait, d'autre part, les difficultés qu'éprouvent les Comités chargés d'organiser l'émigration des Juifs russes pour assurer à ces derniers, pendant toute la durée du voyage, des aliments dont la provenance ne puisse leur être suspecte. Les prohibitions de l'Écriture, formelles déjà pour tout ce qui touche à la police des viandes de boucherie, ont été rigoureusement confirmées, complétées et précisées par les décisions rabbiniques dont l'ensemble, sous le nom de *Mischnah* et de *Ghemara*, constitue le Thalmud ou « doctrine » nouvelle (200 à 250 environ après J.-C.). C'est en songeant surtout à ces prescriptions alimentaires qu'on a pu dire dire du Judaïsme « qu'il a mis la foi au service de l'hygiène et fait tourner la piété au profit de la santé ».

A l'égard des viandes, il y a trois ordres de souillures : la *nebilah*, la *tamah* et la *terephah*.

La *nebilah*, « dégoût cadavérique », est la plus horrible de ces souillures. C'est un véritable sacrilège. Elle résulte de la consommation des cadavres et des charognes, c'est-à-dire des animaux morts sans avoir été sacrifiés selon les rites. On s'est demandé si c'était là une prescription utile. Nous répondrons avec le Dr Beugnies-Corbeau, de Givet, dont nous avons largement mis à profit la remarquable étude sur l'archéologie médicale de l'Égypte et de la Judée, que non seulement le délit est toujours antérieur à la répression, mais encore que, de tout temps et chez un grand nombre de peuples, on a trouvé les exemples les plus inattendus d'erreurs nécrophagiques du même genre. Wallis a vu des Fuégiens manger goulûment de la chair de baleine putréfiée, qu'un des leurs découpait avec les dents. Les Australiens ont donné au capitaine Grey le même spectacle : « Pendant des jours entiers, ajoute-t-il, frottés de graisse fétide des pieds à la tête, gorgés de viande pourrie jusqu'à satiété, ils restaient à se quereller près de la carcasse. » On voit que les émules n'ont pas manqué sous les latitudes les plus diverses aux « mangeurs-de-choses-immondes » que Flaubert met en scène dans *Salammbô* et auxquels s'adresse plusieurs fois Moïse dans le Lévitique et dans le Deutéronome : « Quand quelque bête, dit-il, de celles dont la viande vous est permise, sera morte d'elle-même, celui qui en touchera la chair sera souillé jusqu'au soir, — et celui qui en aura mangé lavera ses vêtements et sera souillé jusqu'au soir, — et s'il tombe quelque chose de leur chair morte sur quoi que ce soit, cela sera souillé : le four, le foyer seront abattus comme impurs. »

La *tamah*, « immondicité », s'applique aux animaux dont la chair, même saine et préparée selon la loi, est interdite aux fidèles. Sont permis : parmi les quadrupèdes, « ceux qui ont l'ongle fendu et qui ruminent », tels que le bœuf, la brebis, la chèvre, le chevrotin, le buffle, l'antilope, le bouquetin, la gazelle et la girafe ; — parmi les animaux qui peuplent les fleuves et les mers, « tout ce qui a des nageoires et des écailles », et surtout les poissons à chair blanche ; — parmi les insectes, les criquets et les sauterelles. Sont impurs et défendus : « tous les animaux qui rampent sur la terre », et parmi lesquels Moïse range indifféremment belettes, souris, tortues, serpents, crocodiles, lézards, taupes et limaces ; — les oiseaux de proie, carnivores et nécrophages : aigle, orfraie, faucon, vautour, milan, corbeau, chat-huant, hulotte, coucou, épervier, chouette, hibou, cygne, cormoran, plongeon, pélican, cicogne, héron, huppe et chauve-souris (?) ; — parmi les poissons, « ceux qui n'ont ni nageoire, ni écailles », dont la chair jaune est grasse et huileuse ; — et enfin, parmi les quadrupèdes, « ceux qui ruminent seulement, ou qui ont l'ongle fendu seulement », le lièvre et le gibier en général, mais surtout le porc, que l'anathème d'impureté accompagne toujours, des bords du Nil aux rives du Jourdain : « Le porc vous sera défendu, prononce Moïse, car il a le pied bidactyle, mais il ne rumine pas, et il vous est souillé. »

Quant au sang et aux graisses, il en interdit formellement l'usage : « C'est une ordonnance pour la perpétuité de vos âges, que vous ne mangerez point de graisse ni de sang. » (Lévit., III, 17.) Le sang, en effet, « âme de la chair », outre qu'il est de digestion difficile, sert de véhicule à de nombreux germes morbides. Aussi, certaines boucheries juives avaient-elles coutume de plonger la viande *kascher* dans un bain de sel pour en faire dégorger le sang.

Le troisième degré d'impureté, qui est une flétrissure conditionnelle, est la *terephah*, « déchirure par les bêtes fauves ». Elle concerne les espèces animales devenues accidentellement impropres à l'alimentation par suite de maladies ou de blessures graves. Le Thalmud décrit avec une longue minutie les lésions qu'on trouve à l'inspection des animaux, même sacrifiés selon les rites, et qui les rendent *terephah* : plaies de la trachée, de l'estomac, de l'intestin et du cerveau, fractures de côtes et autres lésions du squelette, etc. Le point le plus intéressant, pour nous modernes, de ces instructions rabbiniques, est à coup sûr celui qui a trait aux lésions pulmonaires et au moyen de les reconnaître. Ainsi, lorsque le poumon est « cornifié » ou bien « ligneux », l'animal est *terephah*. Il ne faut en manger sous aucun prétexte ; et c'est alors surtout qu'il faut se souvenir des paroles de Moïse : « Vous me serez saints et vous ne mangerez pas la chair *terephah*, mais vous en ferez la pâture des chiens. » (Exode, XXII, 30.)

Nous rappellerons encore, avant de terminer cette rapide étude de l'hygiène judaïque, la sévère proscription dont l'alcool, sous toutes ses formes, fut sans cesse l'objet de la part de tous ceux qui, législateurs ou nabis, rabbins ou poètes, s'intéressèrent aux destinées d'Israël. Les nazaréens et les prêtres n'étaient pas les seuls qui dussent s'abstenir de vin et de liqueurs spiritueuses. Moïse condamne tout ivrogne à être lapidé ; et les prophètes insistent souvent sur les dangers de l'ivresse et sur l'abrutissement qu'elle entraîne. Ainsi, après avoir flétri ceux qu'il appelle les « ivrognes d'Ephraïm », Isaïe se tourne vers Juda, disant : « Eux aussi, ils chancellent dans le vin ; le schekar leur donne des vertiges ;... ils titubent en prophétisant ; ils vacillent en rendant la justice. Toutes les tables sont maculées d'ordures et de vomissements. Il n'y a plus de place. » (Isaïe, XXVIII, 7.) L'ivresse fut donc toujours condamnée chez le peuple juif ; et, de nos jours encore, si l'on en croit les statistiques faites en Europe et en Amérique, c'est dans la race israélite que l'on rencontre le plus petit nombre des alcooliques.

Telles sont, dans leurs grandes lignes, les règles d'hygiène et de prophylaxie qui ont fait du Judaïsme une religion du corps autant que de l'âme. C'est grâce à elles que, sous tous les climats, malgré les plus dures conditions d'existence, les Israélites ont conservé les caractères qui nous frappent aujourd'hui dans leur constitution physiologique, et dont les principaux sont la précocité, la longévité, un accroissement rapide avec une faible natalité, une sobriété tout orientale, et certaines immunités morbides qu'on ne saurait révoquer en doute. S'il y a parmi eux beaucoup d'infirmes et de névropathes, par suite de l'abus des mariages consanguins et la fatigue séculaire d'une lutte pour la vie souvent aggravée par nos lois d'exception, ils comptent, d'autre part, très peu de mort-nés et d'enfants naturels : l'esprit de famille, d'origine patriarcale, a été renforcé par l'observance de la loi, qui prescrit la chasteté du lit conjugal et le respect du mari pour la santé de sa femme.

Enfin, sans regarder Moïse comme un précurseur des découvertes pastoriennes, ni sans lui faire un crime, par contre, des erreurs de zoologie, toutes naturelles à son époque, qui émaillent çà et là les prescriptions alimentaires du Pentateuque, on comprend que certains hygiénistes d'Angleterre ou d'Amérique se soient sérieusement demandé si, en matière de boucherie, le progrès ne serait pas de revenir, après trois mille ans, aux lois sanitaires des anciens Hébreux.

MAHOMET

Après la dispersion des Juifs sous Titus (69 après J.-C.), il n'y eut plus de loi religieuse prépondérante au sein du monde sémitique en Orient. Le christianisme restait sans effet dans l'Arabie livrée au fétichisme et à l'ignorance. Les rares tribus qui, dans le Nord-Ouest de la péninsule, s'étaient converties au judaïsme, adoraient toujours, comme les autres, des « abbadirs » tombés de la lune et des « pierres levées », noires ou blanches, taillées en forme de cippe rectangulaire, sur lesquelles on égorgeait des victimes.

L'Islam fut une sorte de « mosaïsme christianisé », adapté au milieu et au tempérament arabes par un réformateur illuminé et tenace. Mahomet, en effet, eut un double but : comme Sémite, rétablir l'ancien monothéisme d'Abraham, fondateur légendaire de la Kaaba ; comme Koréischite, constituer en nation les innombrables tribus arabes, restées jusqu'alors sans aucun lien entre elles. Tour à tour prédicant fanatique, organisateur impérieux et pacificateur tolérant, il sema son œuvre de contradictions et de faiblesses, qui reflètent une existence de luttes et la multiplicité des influences successivement subies. Le Koran est avant tout l'œuvre d'un grand poète lyrique, plus préoccupé du dogme que des rites, des conséquences religieuses et politiques de la doctrine nouvelle que de ses résultats pratiques.

Aussi Mahomet se borne-t-il, pour tout ce qui touche à l'hygiène, à assouplir et à simplifier la loi mosaïque : il n'en conserva que le minimum de prescriptions sanitaires compatibles avec les exigences du prosélytisme et de la conquête. Une trentaine de « surates » ou versets seulement, sur plus de six mille, sont consacrés dans le Koran à l'hygiène sociale et privée.

« Mon livre, s'écrie le prophète, n'est point un récit inventé à plaisir : il corrobore les Écritures révélées avant lui. » (XII, III.) Et ailleurs : « Ceux qui croient et qui auront fait le bien ne seront pas regardés comme coupables à cause de ce qu'ils mangent, s'ils ont cru et s'ils sont pénétrés de la crainte d'Allah. » (V, 94.) Ou encore : « Celui qui, cédant à la nécessité de la faim et sans dessein de mal faire, aura transgressé nos dispositions, celui-là sera absous ; car Allah est indulgent et miséricordieux. » Ce n'est plus là, certes, le ton impératif et intransigeant du mosaïsme. Un fait, cité par Ibn Abbâs dans la *Médecine du Prophète*, marquera bien le peu d'importance que Mahomet attachait, en fait, aux plus rigoureuses prohibitions de la Bible. « Le prophète alla voir un malade, et lui dit : que désires-tu manger ? — Du porc, répondit le patient. — Et le prophète de dire aux personnes présentes : que celui qui a du porc en envoie à son frère ; — puis le prophète ajouta : lorsque parmi vous un malade a envie d'une chose, il faut la lui procurer. » (*Méd. du Proph.*, trad. Du Perron.)

Il est permis aux croyants de se « nourrir de la chair des bestiaux qui composent les troupeaux », mais ils ne doivent pas manger des « choses défendues ». Quelles sont ces choses défendues ? Le Koran dit : « La nourriture de ceux qui ont reçu les Écritures est licite pour vous, et la vôtre l'est également pour eux. » — « Pour les Juifs, nous leur avons interdit tous les animaux qui n'ont pas la corne du pied fendue, ainsi que la graisse des bœufs et des moutons, excepté celle du dos et des entrailles, et celle qui est attachée aux os. » — « O croyants ! les animaux morts, le sang, la chair de porc, tout ce qui a été tué sous l'invocation d'un autre nom que celui d'Allah, les aninaux suffoqués, assommés, tués par quelque chute ou d'un coup de corne, ceux qui ont été entamés par une bête féroce, à moins que vous ne les ayez purifiés par une saignée... tout cela vous est défendu. » v, 47 — vi, 147.) Un verset résume brièvement toutes ces prescriptions : « Dis-leur, je ne trouve dans ce qui m'a été révélé d'autre défense pour celui qui veut se nourrir, que les animaux morts, le sang qui a coulé, et la chair du porc : car c'est une abomination. » (vi, 146.)

Mais n'est-on pas justement étonné de voir le chameau, ce « vaisseau du désert » si précieux pour l'Arabe, être « destiné à servir aux rites des sacrifices » ?

La pêche est permise à toute époque, mais la chasse est interdite « pendant tout le temps de la tenue sacrée du pèlerinage »

En dehors des viandes, le prophète recommande l'usage du lait « d'une absorption si douce pour ceux qui le boivent », ainsi que le miel, « remède pour les hommes ». Parmi les fruits permis et bons, il cite ceux du palmier et de la vigne, dont on retire « une boisson enivrante et une nourriture agréable ». Mais il interdit le vin : « O croyants ! le vin, les jeux de hasard, les statues et la chance des flèches sont une abomination inventée par Satan. » — « O croyants ! ne priez point lorsque vous êtes ivres. Attendez que vous puissiez comprendre les paroles que vous prononcez. » (v, 92 — vi, 42.) En revanche, « voici le tableau du Paradis qui a été promis aux hommes pieux : des ruisseaux dont l'eau ne se gâte jamais, des ruisseaux de lait dont le goût ne s'altérera jamais, des ruisseaux de vin, délices de ceux qui en boiront. » (xlvii, 16.)

Toutefois, en attendant ces joies posthumes et pour les mériter, il faut observer le jeûne, chaque année, pendant la « lune de Rhamadan ». Ce jeûne est prescrit aux croyants « comme il a été prescrit à tous ceux qui les ont précédés ». Les malades seuls en sont exemptés, ainsi que ceux qui voyagent, à condition qu'ils « jeûnent dans la suite un nombre de jours égal ». A tous, le prophète recommande « de n'avoir commerce avec aucune femme » pendant ce temps, et « de le passer plutôt en actes de dévotion dans les mosquées » (II, 181-183).

En somme, la pensée de Mahomet au sujet de l'hygiène alimentaire tiendrait presque tout entière dans le court verset que voici : « Mangez et buvez, mais sans excès. » Peut-être, sans l'exemple de Moïse et ses objurgations réitérées, n'eût-il rien ajouté à cet aphorisme de sagesse traditionnelle.

L'hygiène des sexes est encore plus simplement traitée dans le Koran. C'est à peine si on relève çà et là quelques vers rapides et succincts, sur le mariage et les écarts génésiques. « Vivez chastement, est-il dit, avec vos épouses, en vous gardant de la débauche et sans prendre de concubines. » Et, dans un autre passage : « N'épousez pas les femmes qui ont été les épouses de vos pères : c'est une turpitude et une abomination... Il vous est interdit d'épouser vos mères, vos filles, vos sœurs, vos tantes paternelles et maternelles, vos nièces, vos nourrices, vos sœurs de lait, les mères de vos femmes, les filles confiées à votre tutelle et issues de femmes avec lesquelles vous avez cohabité... N'épousez pas non plus les filles de vos fils, ni deux sœurs. » (IV, 26-27.) Mais le prophète ajoute : « Si le fait est accompli, Allah sera indulgent et miséricordieux. » Nous avons déjà rencontré cette formule : elle revient à chaque instant dans le Koran.

Quant à la nature des relations conjugales, est-ce à dessein que Mahomet ne l'a pas précisée ? Écoutons-le : « Vos femmes sont votre champ. Allez à votre champ comme vous l'entendrez. Mais faites auparavant quelque chose pour votre âme. »

Il défend aux croyants de « tuer leurs enfants par crainte de pauvreté » et de forcer « leurs esclaves à se prostituer pour leur procurer des biens passagers de ce monde ». Mais il est surtout impitoyable pour les femmes qui souillent le harem par ce qu'il appelle « l'action infâme » (saphisme ou tribadie ?). Il veut qu'après s'être assuré de leur culpabilité, on les tienne « enfermées dans la maison jusqu'à ce que la mort les visite ou qu'Allah leur procure un moyen de salut ». Si « l'action infâme » est commise par deux individus mâles (pédérastie ?), il faut aussi « leur faire du mal à tous les deux ». Néanmoins, c'est Allah qui les jugera en dernier ressort : et il est dit que « les libertins seront dans l'enfer ».

La circoncision n'est nulle part mentionnée dans le Koran. En usage immémorial chez les Arabes à la venue de Mahomet, elle est restée une obligation imitative, non impérative, le prophète n'ayant rien changé à la loi juive sur ce point.

Mahomet touche, dans deux versets, à l'hygiène du vêtement : il engage les croyants à « entretenir proprement leurs habits », et à « mettre un terme à leur négligence par rapport à leur extérieur ». (LXXIV, 4 ; — XXII, 30.) Il insiste davantage sur la nécessité des lotions et des ablutions qui doivent précéder la prière et effacer la souillure entraînée par la satisfaction des besoins naturels, les rapports de sexe à sexe, les menstrues et les suites de couches. Mais ici encore « Allah est indulgent et miséricordieux », et, si l'on ne trouve pas d'eau, comme il arrive au désert, on est autorisé, concession bizarre, à « se frotter le visage et les mains avec du sable fin et pur ». (IV, 46; — V, 8, 9.)

Ces rites de purification lustrale sont peut-être, avec l'abstinence de porc et de boissons alcooliques, ce que les Musulmans ont le plus scrupuleusement retenu des exhortations sanitaires du prophète. Les hagiographes modernes distinguent trois sortes d'ablutions : le *gasl* ou lavage, requis pour les souillures substantielles, telles que sécrétions naturelles, taches de sang, de vin, etc., qui se trouvent sur le corps et les habits des fidèles, ou sur le sol du sanctuaire ; le *woudoû* ou ablution proprement dite, qui doit être faite avant chacune des prières canoniques au nombre de cinq pour chaque jour, et, dans le pèlerinage de la Mecque, avant les tournées au temple de la Kaaba; elle consiste, comme l'a indiqué Mahomet, à se laver « le visage, la tête, les mains et les bras jusqu'au coude, les pieds jusqu'à la cheville », mais de plus, à se rincer la bouche et à aspirer de l'eau par les narines ; enfin, en troisième lieu, le *gousl* ou bain général, après les rapports sexuels, les périodes menstruelles et les suites de couches. Ce bain est particulièrement recommandé avant l'office du vendredi, et lors des fêtes de Bairam.

De là, dans tout le Levant, le grand nombre et le luxe des *Hammams*, bains publics où la sudation est suivie de massage et d'immersion dans l'eau froide, et dont la fréquentation régulière atténue, dans une certaine mesure, pour les habitants des villes, les inconvénients du manque d'égouts et de voirie.

On le voit, une différence profonde sépare, au point de vue des prescriptions hygiéniques, le législateur d'Israël et le prophète de l'Islam. Religion formaliste et pratique, le mosaisme avait tout prévu : jamais l'homme n'avait été à ce point pétri par sa croyance. Le souci de la pureté légale était pour le Juif une obsession de tous les instants, depuis la circoncision par le couteau du « mohel » jusqu'à l'aspersion du cadavre sur le marbre funéraire, des actes de sa vie publique jusqu'aux choses les plus secrètes de l'existence individuelle ou conjugale. L'Arabe se fût effrayé de tant d'entraves apportées à son instinct séculaire d'indépendance et de libre spontanéité. Mahomet le savait; et d'ailleurs, tout imbu lui-même d'influences chrétiennes, et mieux préparé par son tempérament d'orateur et de chef militaire à échauffer les âmes qu'à ménager les corps, il ne se piquait guère, en matière d'hygiène et de prophylaxie, de marcher sur les brisées de Moïse. Sans rien abroger, en fait, des prescriptions sanitaires du judaïsme, il ne voulut en rappeler que les grandes lignes, laissant à chacun le soin de les appliquer pour le mieux et de concilier ainsi les nécessités de sa vie matérielle avec les exigences de sa foi.

TROISIÈME PARTIE

LES RELIGIONS ARYENNES

ZOROASTRE

Les Aryâs primitifs furent, d'après l'opinion la plus récente et la plus problable, un peuple à peau blanche et à cheveux noirs, parlant une langue aujourd'hui perdue, l'*aryaque*, d'où dérive le *sanscrit*, et ayant eu pour pays d'origine la région de l'Asie intérieure située au nord de l'Hindou-Koush, à l'ouest du Turkestan oriental, c'est-à-dire tout ou partie des bassins élevés de l'Oxus et de l'Yaxarte.

Vers 3000 avant J.-C., ces Aryâs primitifs se séparèrent en deux grands courants d'émigration, qui se dirigèrent : l'un, vers l'Europe; l'autre, vers l'Iran. Après un premier stade de la branche asiatique en Bactriane et en Sogdiane, un groupe s'en détacha pour passer dans la vallée de l'Indus, tandis que le reste s'étendait sur tout le plateau de l'Iran, où il ne tarda pas à se corrompre et à s'affaiblir au contact des mœurs et des superstitions indigènes.

C'est à ce rameau iranien de la grande race aryaque ou indo-européenne que Zoroastre, vers 2000 avant J.-C., vint donner, non une religion dans le sens positif du mot, mais un règlement d'hygiène sociale et privée, un code de réfection morale et physique, qui lui permît de résister victorieusement à ses ennemis séculaires : au dehors, les Touraniens ; au dedans, l'ignorance qui dissout le corps social par le développement des passions nuisibles et le manque de soins matériels.

L'Iran, terre ingrate, nue, presque sans eau, formée d'un

plateau impraticable, ancienne « mer vidée » qu'entourent des terrasses montagneuses coupées de vallées fertiles et quelquefois délicieuses, mais soumises, comme le reste du pays, aux variations de température les plus extrêmes, n'offrait aux Iraniens, dégénérés et traqués par leurs voisins d'origine mongole, que des conditions d'existence difficiles et incertaines. Zoroastre eut tout à créer. Très pure, très réfléchie, sa réforme exprime, dans la partie qui nous concerne, un sens profond de la lutte pour l'existence ; et par là le *Zend Avesta*, livre sacré du Mazdéisme, qui reste, sur beaucoup d'autres points, si complètement oriental, fait déjà pressentir l'Europe, avec son respect de la bonne volonté et sa large revendication de l'activité humaine.

L'Ormuzd de l'Avesta, en effet, dieu de lumière et de pureté, livre un éternel combat à Ahriman, esprit du mal et de la mort, et doit finir par l'emporter sur lui : ayant le feu pour emblème, il déteste tout ce qui est ténèbres, souillure et puanteur. Aussi n'est-il pas de vertus plus hautes, aux yeux de Zoroastre, que la conscience, le travail et la propreté. Persuadé qu'agir est à la fois la loi et le bien suprême, il utilisera toutes les forces humaines et naturelles pour l'amélioration individuelle et collective des Iraniens déchus.

On comprend dès lors que l'hygiène tienne une place considérable dans l'Avesta. Un livre presque tout entier, le *Vendidâd*, est consacré à l'énumération des souillures et des purifications requises pour les effacer. Les précautions les plus sévères et les plus minutieuses y sont prescrites pour éviter toute cause d'impureté et de maladie. Les pénitences mêmes y deviennent un moyen d'accroître le bien-être et la santé de tous ; car, mieux encore que la prière, la destruction, à « coups d'astra » ou de « craosôcarana », des bêtes immondes et nuisibles, l'élève des troupeaux et l'assainissement de la terre par la culture, lavent le mazdéen d'un grand nombre de fautes, et des plus graves.

L'homme moral, c'est l'homme sain, joyeux et fort. De là l'interdiction de la tristesse et des passions déprimantes, et surtout du jeûne, dont Zoroastre ne veut à aucun prix : il recommande aux Iraniens de « se bien nourrir » pour « bien prier » et devenir « forts laboureurs et enfants robustes ». Le cannibalisme est défendu, ainsi que la consommation des charognes et des animaux qui s'en repaissent : « Le mangeur d'homme ou de chien mort » est dit « impur à jamais » (VIII, 59). Les végétaux sont distingués en espèces utiles et nuisibles. Parmi les offrandes destinées aux prêtres, sont cités, en outre des vêtements, des parfums et des fleurs, le pain, les grains comestibles, le lait, les vins vieux, les viandes choisies, et surtout le *haôma* (1), plante à fleurs jaunes et à tige noueuse qui croît dans les montagnes de l'Iran et dont le jus extrait selon les rites constituait, comme le « sôma » des Aryâs, un breuvage enivrant, liqueur divine par excellence et offrande, entre toutes, agréable à Ormuzd.

Pour bien exprimer le jus du haôma, on en coupait les branches en petits morceaux, on les arrosait d'eau pure, puis on les broyait dans un mortier exclusivement consacré à cet usage. On épurait ce jus en le passant à travers un filtre en poil de vache et on le recueillait dans une tasse spéciale. Le « zaôtar » prenait alors la tasse de la main droite, l'approchait de l'autel du feu, l'élevait vers le ciel, puis goûtait le breuvage, en faisait goûter aux autres prêtres. Ce qui restait était versé sur la flamme du bûcher. L'offrande du haôma se faisait aussi dans les maisons privées, par le chef de famille, matin et soir.

(1) Sarcostemma viminalis.

Aimer est le devoir principal, un de ceux auxquels Zoroastre attache le plus de valeur, parce qu'il concourt, par la reproduction de l'espèce, à son amélioration progressive. Mais le mariage est obligatoire, et tout amour, en dehors de l'union légitime, est sévèrement proscrit. Si « procurer à un homme juste une fille vierge et saine » est un acte louable, il n'est pas de plus grand crime pour un Mazdéen que de s'unir avec une « femme infidèle », ou de s'abandonner au libertinage et aux écarts génésiques. Séduire une vierge, ou la violer, est une faute grave ; et s'il arrive, en cas de conception avant le mariage, qu'une jeune fille, sur le conseil de son amant, se fasse avorter par l'entremise d'une vieille femme, « tous trois seront également punis de mort : la fille, l'homme et la vieille ».

Sont impurs et damnés à jamais ceux qui, de plein gré, se livrent à l'onanisme ou à la sodomie, ceux qui fréquentent les courtisanes, et en général tous ceux qui affaiblissent, détruisent ou n'utilisent pas les « germes sacrés de la reproduction » (VIII, 44, 106). La prostitution toutefois, interdite aux femmes mazdéennes, est seulement déconseillée aux autres ; et Zoroastre n'édicte rien contre les femmes de race étrangère qui, « publiquement amoureuses et gaies, se tiennent par les chemins, souriantes, et se nourrissent au hasard de ce qu'on leur donne ».

Déclarée nubile à quinze ans, c'est-à-dire le plus tard possible, toute femme est sacrée, en tant que mère future ; il en est de même, d'ailleurs, de toutes les femelles des animaux utiles, des chiennes surtout. Quant à celui qui a des « rapports charnels avec une femme affectée de flux périodique, il ne fait pas une meilleure action que s'il brûlait le cadavre impur de son propre fils et portait un liquide impur dans le feu » (XVIII, 136-150). C'est une faute qu'on ne peut effacer qu'en donnant aux prêtres mille têtes de bétail et mille charges de bois de senteur, en tuant mille crapauds, deux mille grenouilles, trois mille serpents, en construisant trente ponts sur l'eau courante, et en accomplissant une foule d'autres actes du même genre, tous d'utilité publique ou privée.

Mais c'est surtout en matière de prophylaxie que Zoroastre se révèle à nous comme un hygiéniste de premier ordre. Tous ses efforts tendent à détruire ou à diminuer les innombrables causes de maladie ou de mort qui, de toutes parts, assiègent les Iraniens.

Le travail de la terre « est, à lui seul, l'accomplissement de la loi », car c'est de l'agriculture que dépendent le bonheur et la santé du peuple ; et rien au monde, pour Zoroastre, n'accroît la durée de la vie humaine comme la multiplication des arbres et des plantes utiles. Les vieux cimetières doivent être détruits au bout de cinquante ans, « quand la poussière des cadavres ne se distingue plus du sol » (VI, 126), et leur emplacement doit être assaini par un reboisement bien fait. La destruction des anciens « tumulus » à fleur de terre est également ordonnée : il faut les remplacer par les *dakhmas*, sortes d'enceintes dallées, établies sur une hauteur, en plein soleil, où les morts resteront exposés à l'air et aux oiseaux de proie, jusqu'à ce qu'il n'en reste qu'un squelette desséché. Comme le contact des morts souillerait le sol, il est défendu de les y ensevelir (III, 25-136). Toutefois (et ceci paraît être un correctif de date postérieure), si on pratique l'inhumation, des précautions infinies seront prises pour ne pas souiller la terre : à défaut de cercueils de plomb, de fer ou de pierre, on creusera une fosse dans un lieu sec, et on y descendra le cadavre enduit de cire, et aspergé de cendres et de liquides purificateurs (III, 137-151). Mais jamais, dans aucun cas, la crémation n'est permise : car elle souillerait le feu, vivant symbole d'Ormuzd, le « dieu bon et créateur ».

L'impureté des cadavres entraîne une réglementation spéciale des funérailles, suivant que la mort du Mazdéen a eu lieu dans les bois, aux champs ou dans sa demeure. Les porteurs de morts doivent, après s'être acquittés de leur office, se laver les cheveux et le corps avec le *gômeza* ou urine de vache, qui est, pour Zoroastre comme pour Manou, le liquide de choix prescrit dans les grandes purifications lustrales. Tout homme qui a touché un cadavre ou un objet quelconque resté en contact avec lui sera également souillé et justiciable des mêmes purifications (VII, 1-27). Une exception est faite pour le cas où la mort remonte à plus d'un an, surtout si le cadavre a déjà été déchiré par les bêtes fauves ou par les oiseaux nécrophages (VIII, 107).

Le principe qui détermine le degré et la durée de la souillure est la pénétrabilité et l'humidité des matières. Si le cadavre d'un homme mort depuis plus d'un an ne souille plus ceux qui le touchent, c'est parce qu'il est entièrement desséché. Les vêtements du mort pourront de même servir ou non, suivant qu'ils ont été ou non souillés par les fluides émanés du corps. S'ils ont été en contact avec le sang ou les liquides cadavériques, ils seront mis en morceaux et enfouis dans le sol, comme s'ils avaient été salis par des immondices (VII, 28-32). Dans le cas contraire, ils peuvent servir encore, mais après avoir été lavés et purifiés. Les vêtements tissés, de poil ou de fil, seront successivement « lavés trois fois avec de l'urine, frottés trois fois avec de la terre, lavés trois fois avec de l'eau, et laissés trois mois à l'air, à la fenêtre de la maison » (VII, 33-40). S'ils sont en peaux de bêtes, la purification en sera obtenue par les mêmes moyens employés dans le même ordre, mais un nombre double de fois.

A la mort d'un Mazdéen, sa demeure reste impure un certain temps, variable avec le degré de parenté qui l'unissait aux autres habitants de la maison ; ceux-ci ne peuvent réintégrer leur domicile sans procéder à de longues cérémonies purificatrices, dans lesquelles les parfums de tout genre sont prodigués (VIII, 7-10). Si un cadavre a été trouvé sur le sol, l'endroit où il gisait doit rester en friche pendant une année entière : quant aux restes du cadavre, aux ongles et aux cheveux surtout, il faut les rechercher avec soin et les porter au dakhma. A plus forte raison, les cadavres ne doivent-ils, sous aucun prétexte, être jetés dans les rivières : les eaux sont rares en pays iranien ; et de lourdes peines sont infligées à ceux qui les corrompent, en satisfaisant, par exemple, leurs besoins naturels, ou qui les laissent se corrompre d'une manière quelconque, alors qu'ils en pourraient empêcher la souillure.

Les plus humiliantes purifications sont réservées aux femmes affectées d'impureté menstruelle ou accouchées d'un enfant mort. Pendant la période des règles, en effet, la femme doit être tenue à l'écart, « à la place la plus pure et la plus sèche de la maison, loin du bétail, des animaux de trait, du feu et des hommes purs » ; elle ne doit prendre sa nourriture que dans des vases de terre ou de vil métal, qui seront impurs à jamais ; enfin, elle ne sera rendue à la vie commune qu'après une interminable série de purifications, désignée sous le nom de *barashnûm* ou « purification des neuf nuits » et complétée d'ailleurs par la triple ablution rituelle au gômeza, au sable et à l'eau pure (XVI-XVIII). Les mêmes prescriptions s'appliquent, mais avec plus de sévérité encore, à la femme qui a mis au jour un fœtus mort-né (V, 136-160). Ainsi, les premiers aliments qu'on lui portera consisteront en cendres et en urine de vache : ce n'est qu'après trois jours et trois nuits de ce régime qu'on lui portera du lait, des fruits, des viandes cuites, du froment et du vin pur (VII, 151-182). Il était difficile de pousser plus loin l'exagération et la cruauté dans l'application des meilleurs principes.

Une rigueur tout aussi grande, mais moins dangereuse pour les adeptes du mazdéisme, présidait à la taille des ongles et des cheveux (XVII). Cette opération était faite « à l'écart, loin des hommes purs, du feu et de l'eau vive ». Un trou creusé dans le sol, hors de la maison et « d'une profondeur égale à la petite phalange du petit doigt », recevait les ongles coupés. Pour les cheveux, le trou devait être plus grand. S'il tombait sur les vêtements des personnes présentes un poil ou une rognure d'ongle, ces vêtements devaient être lavés au gômeza et à l'eau pure; et, si le sol avait été souillé de la même manière, il était soigneusement gratté et balayé. La prière suivante terminait la cérémonie : « O asôzusta ! (1) je t'offre mes ongles. Qu'ils soient tes lances, tes épées, tes arcs, tes traits empennés et rapides, tes pierres de fronde contre les démons mazaniens ! »

Qu'il nous suffise enfin de rappeler, pour clore cette courte esquisse de l'hygiène du mazdéisme, la loi qui condamnait les lépreux à l'isolement absolu, loin de tout centre habité. Dans un temps où la médecine, qu'on appelait alors le « grand art », s'appliquait à prolonger la vie humaine bien plus par les prières magiques que par une thérapeutique encore embryonnaire, les sévérités de l'Avesta n'ont rien qui nous doive surprendre. Il est arrivé que, pour être certain d'atteindre son but, Zoroastre

(1) Hibou.

l'a plus d'une fois dépassé. Les siècles, en passant sur son œuvre, se sont chargés de l'adoucir; et les Parsis de Bombay, qui, au nombre de quatre-vingt mille, sont les derniers représentants de la tradition mazdéenne, se font encore admirer de l'Inde aryenne par la noblesse de leur caractère, la douceur de leurs coutumes et la pureté de leurs mœurs

---

MANOU

Les descendants des Aryâs primitifs qui s'étaient détachés du rameau iranien pour franchir l'Hindou-Koush par les passes de Caboul, entrèrent dans le Nord-Ouest de l'Inde par poussées lentes et successives, plus de vingt siècles avant notre ère. Demi-nomades, demi-sédentaires, doués d'une imagination très vive, ils se répandirent peu à peu dans le Sapta-Sindhou ou pays des Sept-Rivières. Là, ils se multiplièrent sainement, chantant les hymnes védiques, heureux et bien portants, jusqu'à ce que l'accroissement même de la population les poussât à s'étendre vers le Gange, seule frontière ouverte. Alors commença la période héroïque de l'histoire de l'Inde, et, avec elle, ce long exode des Aryâs qui devait aboutir un jour à la conquête de la péninsule entière, mais qui eut tout d'abord pour résultat de remettre entre les mains des Brahmanes les destinées des émigrants écrasés par le climat, décimés par les batailles et les bêtes fauves, énervés par le butin, le métissage et la contagion des mœurs corruptrices des « daysous » jaunes et noirs.

Les Brahmanes, en effet, prêtres et conseillers du roi, dépositaires de la science et de la volonté divines, tirant de leur renom de sagesse traditionnelle un énorme ascendant sur les masses, exploitèrent la situation créée aux vainqueurs par l'influence débilitante du milieu indien. Représentant l'infine minorité aryenne de la race pure, ils fixèrent définitivement les castes amenées par la division et l'hérédité des fonctions sociales, et firent du panthéisme issu du naturalisme védique une religion redoutable, prêchant la résignation pendant la vie, et la crainte perpétuelle de perdre un rang péniblement acquis dans la hiérarchie des êtres. Le « Recueil des lois de Manou » ou *Mânava-dhàrma-çâstra*, rédigé probablement vers le IIIe ou le IVe siècle avant J.-C., à l'époque de l'apogée de la civilisation brahmanique, exprime bien, sous une forme définitive et absolue, la toute-puissance d'une théocratie égoïste, mais clairvoyante, qui fut capable d'orienter vers un seul but : la survivance des derniers Aryâs, tout l'effort physique et intellectuel des peuples hindous.

Ce livre devait être et est encore « étudié avec persévérance par tout Brahmane instruit, et expliqué par lui à ses disciples, mais jamais par un autre homme d'une classe inférieure ». (I, 103.) — « La loi s'y trouve complètement exposée, ainsi que le bien et le mal des actions..., le choix d'une épouse..., la célébration des funérailles..., les différents moyens de soutenir sa vie..., les aliments permis et défendus, la purification des hommes et celle des ustensiles employés, enfin, les lois éternelles des différentes contrées, des classes et des familles », au triple point de vue civil, religieux et hygiénique. L'hygiène, en effet, tient une large place dans le code de Manou et témoigne d'une intuition profonde des nécessités ethniques et des exigences climatériques.

L'hygiène de l'individu est admirablement développée dans le Mânava-dhàrma-çâstra. Éviter les excès, les imprudences et la malpropreté en toutes choses : voilà le principe. C'est ainsi qu'il est recommandé aux *Dwidjas* (1) de ne pas « dormir près

(1) Les dwidjas ou « hommes deux fois nés », appartiennent aux trois castes supérieures, celles des Brahmanes, des Kchattryas et des Vaïçyas, les seules auxquelles s'adresse Manou.

de la racine des arbres », de fuir les émanations fétides, la lumière trop vive et l'eau trop froide, de ne pas « marcher sur des excréments, ni sur du verre, des os et de la paille », de ne jamais « porter des habits ayant servi à d'autres », de se servir pour leurs bains et leur nourriture d'ustensiles sûrs et d'eau non contaminée, d'éviter enfin tout contact avec les hommes et les choses « entachés de souillures légales ». Parmi les sécrétions humaines, onze sont impures ; ce sont : « la matière sébacée, le sperme, le sang, la crasse de la tête, l'urine, les excréments, le mucus nasal, les larmes, la chassie et la sueur (v, 135). Mais comment accorder cette énumération avec l'étrange verset que voici : « toutes les cavités qui sont au-dessus du nombril sont pures, et impures toutes celles qui sont au-dessous ? » (v, 132).

La sobriété doit être une des qualités maîtresses du dwidja : il mangera modérément, proprement et ne prendra rien entre ses repas (iv, 62-123). Les mets impurs lui sont défendus (xi, 56), qu'ils soient impurs par eux-mêmes, comme les substances aigries, les restes d'un autre, l'urine humaine, les matières fécales et la chair de l'homme (xi, 153-159), ou qu'ils aient été rendus impurs par un contact quelconque avec un pou, un rat, un oiseau, une mangouste, un chien ou un chat, ou encore avec des gens de mauvaise compagnie, tels que les courtisanes, les médecins, les chasseurs, etc. « Manger de la nourriture d'un médecin, dit Manou, c'est avaler du pus » (iv, 207) ; et ailleurs : « les médecins doivent être exclus des sacrifices aux dieux et aux mânes » (iii, 152). Ce n'est que très tard, vers le xe siècle de notre ère, que la médecine cessa, dans l'Inde, d'être un art mal famé.

Le « bon repas » est « l'eau pure et le riz présentés aux mânes » (iii, 74). Le végétarisme est, en effet, pour le dwidja, le régime d'élection. La viande est tolérée, mais mieux vaut s'en abstenir ; car « celui qui, se conformant à la règle, ne mange pas de la viande comme un vampire, se concilie l'affection dans ce monde et n'est pas affligé par les maladies » (IV, 27). Cette prohibition des viandes découle de la croyance à la métempsycose et de la doctrine du « Karma ». Le mot *chair* donne même lieu à un jeu de mots significatif : « *il me* (mam sa) dévorera dans l'autre monde, celui dont je mange la chair ici-bas. C'est de cette réflexion que dérive vraisemblablement, suivant les sages, le mot qui signifie *chair* (mamsa). » (V, 49-55). Il est un cas, cependant, où la viande est permise et même obligatoire : c'est au *sraddhâ* ou festin mensuel célébré en l'honneur des ancêtres. On peut y manger la chair de tous les ruminants, excepté la vache et le chameau, ainsi que celle du sanglier, du lièvre, de la tortue, des petits oiseaux, des poissons et des écrevisses de mer (III, 205). Mais jamais le dwidja ne doit manger aucun oiseau familier, nécrophage ou carnivore, ni du porc, tout aussi impur dans l'Inde qu'aux bords du Nil et de l'Euphrate.

Les fruits et les légumes constituent, avec le riz, le lait et le beurre, la base d'une bonne alimentation. Sont défendus seulement, parmi les végétaux : « l'ail, les oignons, les poireaux, les champignons, les fruits du ségou et du samyâva, le riz bouilli avec du sésame ou non purifié par l'oblation aux dieux » (V, 6-7). Quant au lait et à ses dérivés, le beurre, le petit-lait et le caillé, Manou les vante et les ordonne à chaque instant ; et l'importance capitale de ces produits s'explique facilement, comme d'ailleurs le culte de l'Inde entière pour la vache, par les traditions de vie pastorale qui s'étaient perpétuées depuis les temps les plus reculés chez les descendants des Aryâs védiques. L'offrande de beurre clarifié est particulièrement agréable aux dieux ; et voici la raison qu'en donne Manou : « jetée dans le feu de la manière convenable, elle s'élève en vapeur vers le soleil, du soleil elle descend en pluie, et de la pluie naissent les végétaux, d'où les créatures tirent leur subsistance » (III, 76). C'est là une explication qui ne manque pas d'originalité. Il faut remarquer aussi que le lait de vache est le seul permis, et encore est-il nécessaire qu'il soit frais et n'ait pas été fourni par « une vache en rut, récemment accouchée, ou qui a perdu son veau » (V, 6-10).

L'alcool, sous toutes ses formes, est absolument proscrit. Les boissons fermentées sont au nombre de quatre : l'alcool de riz, l'esprit de sucre, la liqueur de madhoûca (1), et l'âsava « qui est fait avec des drogues enivrantes ». Boire de l'un quelconque de ces liquides est un crime inexpiable; mais c'est l'esprit de riz qui expose aux plus terribles châtiments. « Le dwidja qui a été assez insensé pour boire de l'esprit de riz, doit boire de la liqueur enflammée : lorsqu'il a brûlé son corps par ce moyen, il est déchargé de son péché — ou bien il doit boire, jusqu'à ce qu'il en meure, de l'urine de vache, ou de l'eau, du lait, du beurre clarifié, du jus exprimé de la bouse de vache : tout cela bouillant » (XI, 90-92). De telles sanctions étaient bien faites pour effrayer les ivrognes, sinon pour les guérir. Il est vrai qu'en de certaines cérémonies religieuses, où le *sôma* coulait à flots, il était permis, comme au temps des Védas, de goûter l'ivresse divine. Ce breuvage sacré, assez semblable au *haôma* des Iraniens, était obtenu par un mélange de blé, de lait aigri, de beurre clarifié et de plantes fermentescibles, dont la plus connue est l'*asclepias acida*. Le soma ne pouvait être bu « dans un sacrifice particulier et volontaire », que dans de très rares occasions, puisqu'il fallait, pour y

(1) Bassa latifolia.

être autorisé, « avoir des provisions de grains suffisantes pour nourrir pendant trois années et même plus, ceux que la loi ordonne de soutenir » (XI, 7-8).

L'utilité des soins du corps est partout proclamée dans le Manâva-dhârma-çâstra. Des bains et des ablutions innombrables sont exigés du dwidja dans toutes les circonstances de la vie. Novice, maître de maison ou anachorète, il prendra trois bains quotidiens, au lever, au coucher et dans la journée, sans préjudice des ablutions requises, pour lire, étudier, manger, etc. Une foule de précautions sont indiquées pour que le bain ne devienne jamais nuisible : ainsi, il ne faut se baigner « ni après les repas, ni étant malade, ni la nuit, ni plusieurs fois avec le même vêtement, ni dans une pièce d'eau qui n'est pas bien connue » (IV, 109). Mais le bain est surtout indispensable après une indigestion, une purgation, des rapports sexuels, une pollution, même involontaire, et « tout contact avec une accouchée, une femme qui a ses règles, un corps mort, un os humain encore frais » (V, 62). Dans presque tous ces cas-là, du reste, il faudra aussi se rincer la bouche, se laver la tête, les mains et les pieds, ainsi qu'après avoir éternué, craché, uriné et déféqué.

Les besoins naturels, en effet, sont sévèrement réglementés. Le brahmane « ne doit déposer son urine et ses excréments ni sur le chemin, ni dans l'eau..., ni dans des trous habités par des créatures vivantes..., ni en marchant, ni debout, ni sur le bord d'une rivière » (IV, 45-47). Mais « qu'il les dépose après avoir couvert la terre de bois, de mottes, de feuilles et d'herbes sèches, évitant de se souiller, gardant le silence, enveloppé dans son manteau et la tête couverte » (IV, 49). Celui qui agit autrement « perd toute sa science sacrée ». Pour la toilette intime, « on doit employer de la terre et de l'eau autant qu'il est nécessaire » ; et celui « qui désire la pureté, doit employer un morceau de terre avec de l'eau pour le conduit de l'urine », et répéter la même opération « trois fois pour l'anus, dix fois pour une main (la gauche, celle dont il faut se servir pour cette purification) et sept fois pour les deux, ou même davantage » (v, 135-136).

Le mariage est le grand acte de la vie du dwidja, qui doit éviter de compromettre, autant qu'il est en lui, la pureté du sang aryen déjà entaché d'un grand nombre d'éléments étrangers. Les filles, nubiles à huit ans, ne seront guère mariées avant leur onzième année. Il n'est pas bon, non plus, que la différence d'âge entre les époux dépasse seize ou dix-huit ans (IX, 90-94). On est « sapinda » ou proche parent jusqu'au sixième degré, et le mariage entre « sapindas » est défendu (III, 5), Toute alliance est également interdite avec les familles où il y a des dyspeptiques, des hémorrhoïdaires, des phtisiques, des épileptiques, des lépreux et des strumeux (III, 7-10).

Les femmes sont soumises à une étroite surveillance ; car il importe avant tout au « maître de maison » d'avoir des enfants nombreux, robustes et d'origine non suspecte. Manou donne, dans l'intérêt de leur postérité, à l'un et à l'autre époux, des conseils de pudeur et de modération sexuelles. Il défend au dwidja, « quelque désir qu'il éprouve », de s'approcher de sa femme « lorsque ses règles ont commencé à se montrer et de reposer avec elle dans le même lit » (IV, 40-42). Une fois l'écoulement menstruel tari, la femme prendra un grand bain, et se purifiera selon les rites. En cas d'impuissance du mari, ou d'une maladie chronique le mettant dans l'impossibilité d'engendrer, sa femme est autorisée à le négliger et à en prendre un autre. Mais si c'est la femme qui est stérile, on la répudiera sans retard (IX, 57-81). Quant aux eunuques, il sont admis à se marier par procuration, et « s'ils ont des enfants, la femme de l'eunuque ayant conçu du fait d'un autre homme suivant les règles prescrites, ces enfants seront aptes à hériter » (IX, 203). Est-il rien de plus bizarre et de plus inattendu que cette sorte de mariage « in partibus » ?

L'adultère est un crime de lèse-société, qu'on ne saurait trop punir : « car c'est de l'adultère que naît dans le monde le mélange des classes, et du mélange des classes provient la violation des devoirs, destructrice de la race humaine qui cause la perte de l'univers » (VIII, 353). Aussi est-il defendu de « flirter » avec une femme mariée, et a fortiori de se livrer sur sa personne à des attouchements indécents. La sanction de l'adultère est terrible : « la femme sera dévorée par les chiens sur une place très fréquentée », et son complice « sera brûlé sur un lit de fer chauffé au rouge » (VIII, 354, 386). L'inceste et le viol sont aussi l'objet d'une violente répression. Quant à l'onanisme, il est surtout grave dans le cas où une femme mariée attente à la vertu d'une jeune fille vierge : en outre d'une amende énorme, la femme « aura la tête rasée et les doigts coupés, et elle sera promenée par les rues, montée sur un âne » (VIII, 370). La sodomie enfin, et la pédérastie entraînent toujours des purifications immédiates, et même, pour les débauchés incorrigibles, la déchéance de la caste. Le crime de bestialité, restriction curieuse, n'est excusé qu'à l'égard de la vache, en raison du caractère sacré de l'animal.

L'hygiène prophylactique du Manâva-dhàrma-çâstra comprend

un ensemble de mesures qu'on peut grouper sous deux chefs principaux : isolement et purifications.

Toutes les infirmités physiques ou morales exigent l'isolement du malade : de ce nombre sont : la cécité, la surdi-mutité, la claudication, la démence et l'idiotie. Sera également tenu à l'écart de ses semblables tout homme atteint de maladie chronique ou contagieuse, telle que : lèpre blanche, éléphantiasis, ozène, phtisie, hémorrhoïdes, etc.

L'impureté des cadavres est, pour le dwidja, une source de purifications réitérées, en cas de mort d'un de ses parents, surtout s'il a cohabité avec le défunt, assisté à ses funérailles ou touché à quelque chose qui lui aurait appartenu. Manou veut qu'on brûle les morts, et consacre de son autorité la coutume hygiénique de la crémation, empruntée par les Aryâs aux races autochtones, et qui avait depuis longtemps déjà remplacé parmi eux l'antique usage de l'inhumation.

Le « tout-à-l'égout » n'était pas en faveur dans l'Inde brahmanique, si on en juge par le verset suivant : « Le maître de maison ne jettera dans l'eau, ni de l'urine, ni de l'ordure, ni de la salive, ni aucune autre chose souillée par des substances impures, ni du sang, ni des poisons » (IV, 56). Défense était faite aussi aux habitants des villes de déposer des ordures sur la voie publique. Quand il était contrevenu à cette loi, un vautour chauve qu'on trouve encore dans les rues de Bénarès, l'*arghilah* du Bengale, se chargeait de nettoyer la place.

Il ne nous reste plus qu'à dire un mot des nombreux agents de purification recommandés par Manou pour laver de leurs souillures bêtes et gens, objets et ustensiles de toutes sortes. L'air, le soleil et le temps suffisent à purifier la plupart des choses, pourvu que les circonstances favorisent leur action. Les objets d'or et d'argent seront passés à la flamme, et une nouvelle cuisson débarrassera les pots de terre de leurs impuretés. L'eau, froide ou chaude, mélangée ou non de terre et de cendres, est réservée plus spécialement aux vases de cuivre, de fer, de laiton, de plomb et d'étain, aux toiles cousues, aux tissus de soie, de fil et de laine, aux corbeilles tressées, etc. Des végétaux variés, le savonier, le cousa (1), le cataca, seront employés pour les tapis du Népâl, les tuniques, les manteaux et les tissus de lin. Quant au sol de la maison, « on le purifiera en le balayant, en l'enduisant de bouse de vache, en l'arrosant avec de l'urine de vache, en le grattant, en y faisant séjourner des vaches un jour et une nuit ». Ne croirait-on pas entendre Zoroastre, le grand dispensateur de « gômeza » ?

Ainsi, à des erreurs toutes naturelles, si l'on songe au milieu historique qui vit naître le Manâva-dhàrma-çâstra, et aux affirmations intéressées d'une aristocratie sacerdotale jalouse de ses prérogatives, s'allient les plus heureuses prescriptions d'hygiène et de prophylaxie; si bien que la sagesse et la valeur pratique de ce code ont été difficilement atteintes dans les vieilles civilisations orientales, même avec Moïse et Zoroastre. On comprend sans peine qu'à l'abri de ce recueil de lois, les Brahmanes aient pu presque impunément braver les influences les plus diverses qui, depuis l'avènement du Bouddha jusqu'à l'occupation anglaise, sont venues successivement battre en brèche leur domination. Le code de Manou est encore, après plus de deux mille ans, la loi suprême d'un empire qui compte deux cent cinquante millions d'hommes. Quand on a duré si longtemps, on est à peu près sûr de ne jamais mourir.

(1) Poa cynosuroïdes.

CONCLUSION

L'AVENIR DES PRESCRIPTIONS D'HYGIÈNE RELIGIEUSE DANS LES INDES ET DANS L'ORIENT INTERTROPICAL

Dans une époque comme la nôtre, si fière de ses découvertes et des résultats qu'elle en tire pour le bien-être et la sécurité de la vie, n'était-il pas bon de jeter un coup d'œil en arrière et de se rendre compte que nous n'avons peut-être pas tout inventé ?

Or, nous l'avons vu, bien longtemps avant notre ère, les plus vieilles civilisations de l'Asie et de l'Afrique jouissaient de règlements sanitaires imposés sous une forme religieuse par leurs premiers législateurs, ou sanctionnés par d'immémoriales coutumes que maintenait la haute et jalouse autorité des classes sacerdotales. A l'heure actuelle, l'Orient entier, aryen ou sémitique, vit encore sur les traditions d'hygiène léguées par les livres sacrés d'autrefois.

Hors de l'Orient, en effet, les religions s'épurent ou meurent, et finissent dans la morale ou dans la science. Dans leurs pays d'origine, au contraire, à travers les changements subis par les mœurs et les formes politiques, les religions subsistent, plus ou moins identiques à elles-mêmes, plus ou moins fusionnées entre elles, avec toutes leurs conséquences d'ordre social ou privé ; et elles dureront ainsi tant que l'état d'esprit des peuples qui les ont conçues ou adoptées ne se sera pas totalement transformé.

A part le mazdéisme qui, fait pour les Iraniens, disparut avec eux sous les influences redoublées des conquêtes macédoniennes, mongoles et musulmanes, au point d'être devenu introuvable en dehors des Guèbres ou Parsis, toutes les grandes religions que nous avons étudiées sont encore vivaces en Orient, et il est difficile de prévoir le sort réservé par l'avenir à l'influence des prescriptions d'hygiène religieuse sur le régime biologique et social des adeptes du judaïsme, de la foi musulmane et des innombrables églises dérivées du vieux brahmanisme hindou.

Les Hindous, en effet, et tous les Orientaux en général, se font remarquer au point de vue des sciences par des qualités à peu près négatives. Soumis à l'influence permanente du milieu intertropical qui annihile la réflexion, ils mènent une vie contemplative et passive en rapport avec un minimum d'activité volontaire et sont incapables de fournir l'effort mental exigé par la création ou la compréhension d'idées vraiment scientifiques. La science, née ou importée dans ces milieux torrides, n'a pu qu'y rester embryonnaire ou à la portée d'une élite restreinte.

L'état d'esprit des populations musulmanes et hindoues rappelle notre moyen âge occidental. Nous avons noté cette importance égale attachée à des pratiques de très inégale valeur, et cette application souvent ridicule de la « lettre » qui conduisent, en matière d'hygiène, aux compromissions et aux contrastes les plus bizarres. Rappelons seulement les cinq choses sacrées de la vache, dont la bouse et l'urine, chez les mazdéens et les dwidjas brahmaniques ; les ablutions avec le sable permises par Mahomet en cas de manque d'eau ; l'ostracisme qui frappait la fève aux bords du vieux Nil, et les humiliantes purifications sous séquestre imposées par Zoroastre à toute femme en état d'impureté menstruelle. Comment accorder, d'autre part, avec les sévérités de Manou, la déification, dans l'Inde moderne, des pires obsessions génésiques ; le luxe des hammams à Constantinople avec le manque presque absolu d'égouts ; la sobriété alimentaire des Levantins et des Hindous avec leur goût immodéré pour l'opium et le haschich ?

N'étant pas mûrs pour l'introduction brutale des sciences modernes, les peuples orientaux doivent être dirigés avec une sage lenteur dans le sens d'une évolution intellectuelle qui puisse les rapprocher de nous, en particulier au point de vue d'une hygiène raisonnée. La désorientation mentale des Hindous élevés à l'anglaise dans les collèges de Madras et de Calcutta démontre jusqu'à l'évidence, les dangers d'un progrès brusqué, pour eux et pour leurs voisins d'Orient. Ils perdent leurs traditions d'hygiène séculaire et ne comprennent pas la portée des lois scientifiques modernes.

L'Orient, toutefois, a et garde sur l'Occident la supériorité incontestable d'une hygiène élémentaire plus ou moins rigoureusement, sinon intelligemment appliquée. Nos paysans bretons et nos citadins des petites bourgades d'Auvergne auraient sans doute beaucoup à apprendre de leurs pareils du Levant et de l'Inde ; et la conservation d'un grand nombre de pratiques minutieuses par les Juifs au sein de notre modernisme occidental trahit tous les jours à nos yeux l'incroyable vitalité des plus antiques prescriptions d'hygiène et de prophylaxie religieuses.

Sans l'esprit de prosélytisme et de fanatisme soigneusement entretenu dans l'Inde et les pays musulmans par les brahmanes et les chefs d'État, le danger des pèlerinages et du transport des cadavres dans les villes saintes aurait été singulièrement atténué. Il est vrai qu'une prochaine réorganisation du « Conseil international de santé », chargé de protéger l'Europe contre les épidémies asiatiques, permettra de surveiller de plus près encore que par le passé le retour, par les routes de terre et de mer, des caravanes de pèlerins venus à la Mecque et à Bénarès de tous les points de l'Orient. La difficulté sera seulement, pour les divers gouvernements locaux, de faire accepter par leurs peuples les mesures sanitaires nouvelles qui leur auront été imposées par les agents des puissances européennes. Les anciens textes religieux, habilement interprétés, pourront, en certains cas, ne pas être inutiles.

INDEX BIBLIOGRAPHIQUE

ORIENT EN GÉNÉRAL

E. Burnouf. — *La Science des religions.* Paris, 1885.
Maspero. — *Études égyptiennes.* Paris, 1881-1891.
Menant et Oppert. — *Le Peuple et la langue des Mèdes.* Paris, 1879.
Menant. — *Babylone et la Chaldée.* Paris, 1875.
Schœbel. — *Religion première de la race indo-européenne.* Paris, 1872.
F. Lenormant. — *Histoire ancienne des peuples de l'Orient.*
M. Fontane. — *Histoire générale* (I-IV).
Pauthier-Brunet. — *Les Livres sacrés de toutes les religions.* Paris, 1865.
G. Le Bon. — *Les premières Civilisations.* Paris, 1889.
H. Du Cleuziou. — *La Création de l'homme et les premiers âges de l'humanité.* Paris, 1886.
Dictionnaire des sciences anthropologiques.
Encyclopédie des sciences religieuses.
Dictionnaire des sciences médicales (Dechambre).
Dictionnaire universel (Larousse).
La grande Encyclopédie (en cours de publication).

RELIGIONS HINDOUES

A. Bergaigne. — *Les Dieux souverains de la religion védique.*
Mgr Laouenan. — *Le Brahmanisme dans ses rapports avec le Judaïsme et le Christianisme.* Pondichéry, 1885.
Dr Liétard. — *Essai sur l'histoire de la médecine chez les Hindous.* Paris, 1858.
Dr G.-A. Gordon. — *On Hygiene in ancient India.* Madras, 1880.
Schœbel. — *Le Rituel brahmanique du respect social.* Paris, 1874.
E. Burnouf. — *Introduction à l'étude du Bouddhisme indien.* Paris, 1852.
Lois de Manou. — Trad. Loiseleur-Longchamps. Paris, 1833.
G. Lebon. — *Les Civilisations de l'Inde.* Paris, 1887.

RELIGIONS SÉMITIQUES

E. Gellion-Danglar. — *Les Sémites et le Sémitisme.* Paris, 1882.

Dr Beugnies-Corbeau. — *Archéologie médicale de l'Égypte et de la Judée.* Liège, 1890-1892.

A. Leroy-Beaulieu. — *Israël chez les nations.* Paris, 1894.

A. Rabbinowicz. — *La Médecine du Thalmud.*

La Bible. — Trad. d'après la version d'Osterwald.

Le Koran. — Analysé par J. de la Beaume.

G. de Tassy. — *L'Islamisme d'après le Koran.* Paris, 1874.

L.-A. Sédillot. — *Histoire générale des Arabes.* Paris, 1877.

RELIGION MAZDÉENNE

Zend Avesta. — Trad. C. de Harlez.

L'Avesta, Zoroastre et le Mazdéisme. — A. Hovelacque.

TABLE DES MATIÈRES

PRÉFACE 5

INTRODUCTION

L'hygiène sociale et privée aux origines de la civilisation 7

PREMIÈRE PARTIE

Les religions chaldéo-égyptiennes 21

DEUXIÈME PARTIE

Les religions sémitiques 31
I. — Moïse 33
II. — Mahomet 45

TROISIÈME PARTIE

Les religions aryennes 53
I. — Zoroastre 55
II. — Manou 64

CONCLUSION

L'avenir des prescriptions d'hygiène religieuse dans les Indes et dans l'Orient intertropical 75

INDEX BIBLIOGRAPHIQUE 81

IMPRIMERIE LEMALE ET Cie, HAVRE

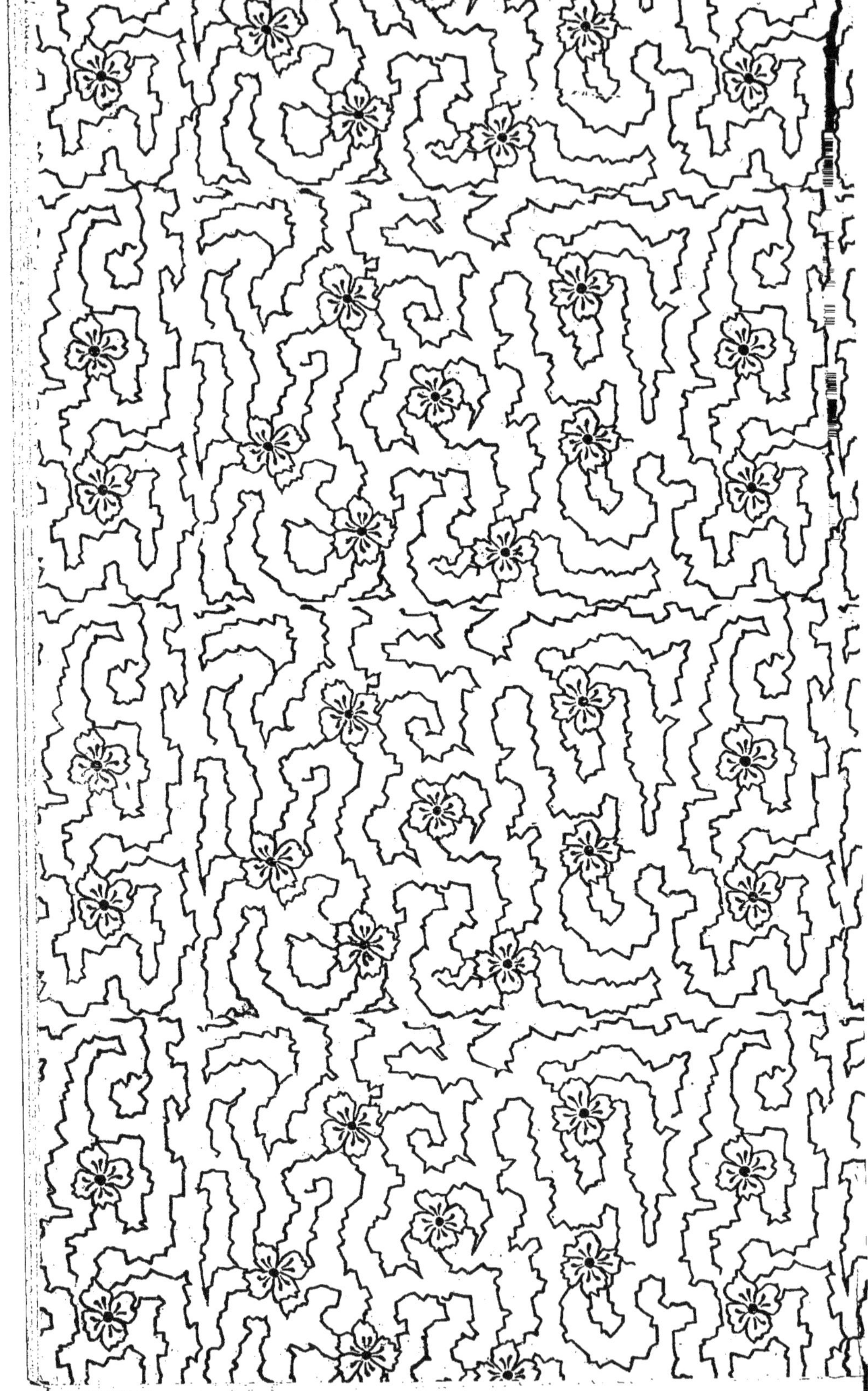

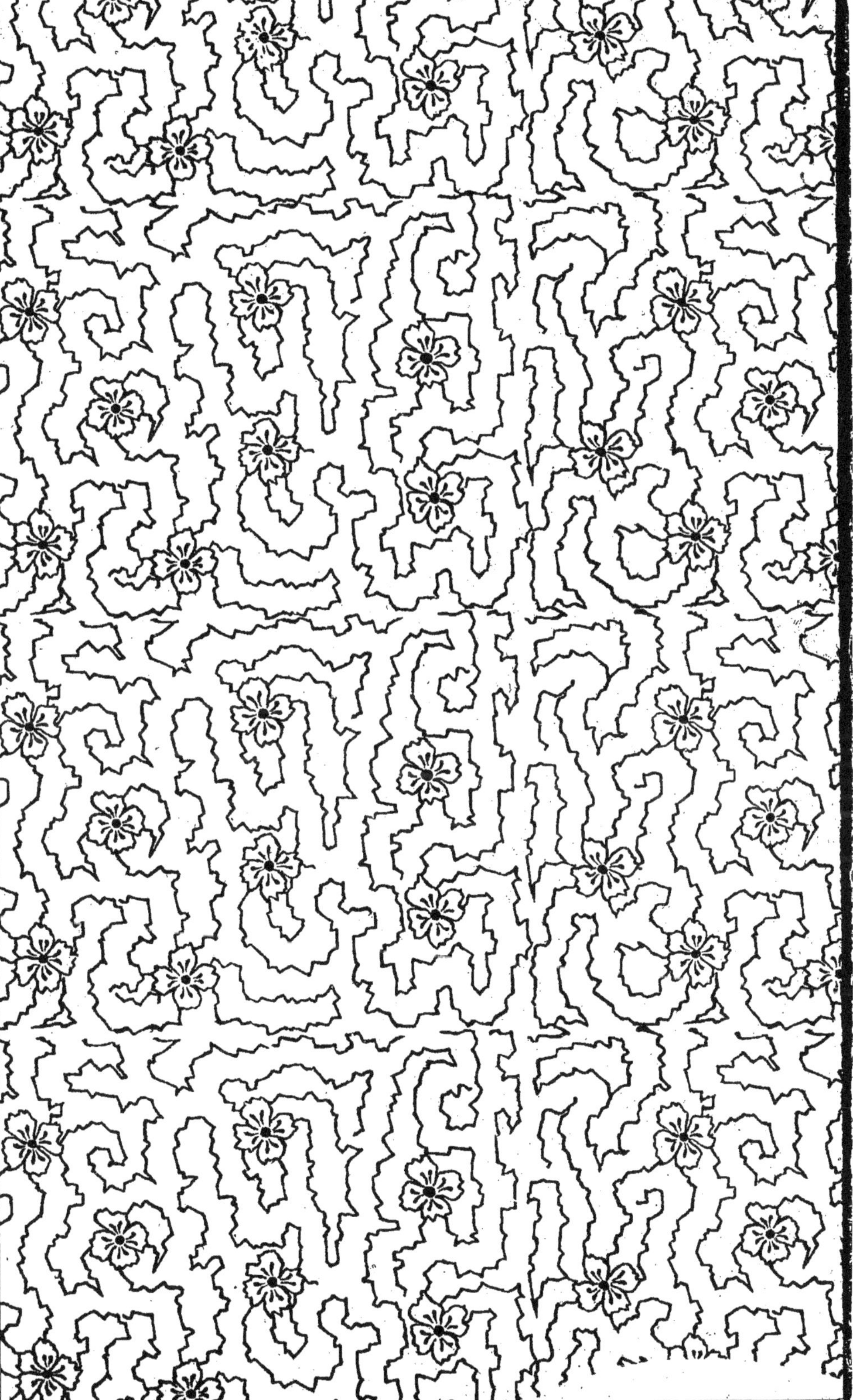

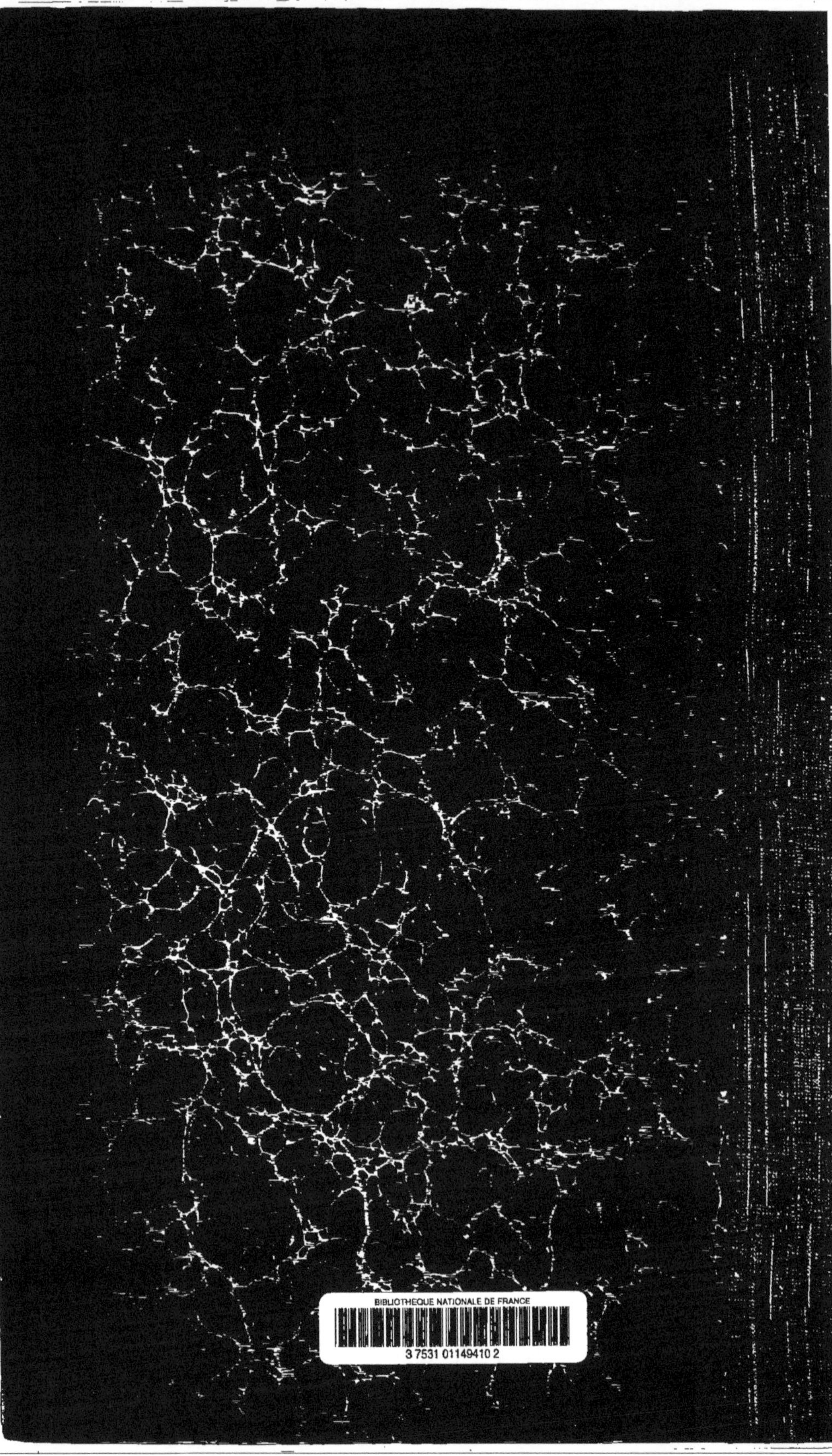

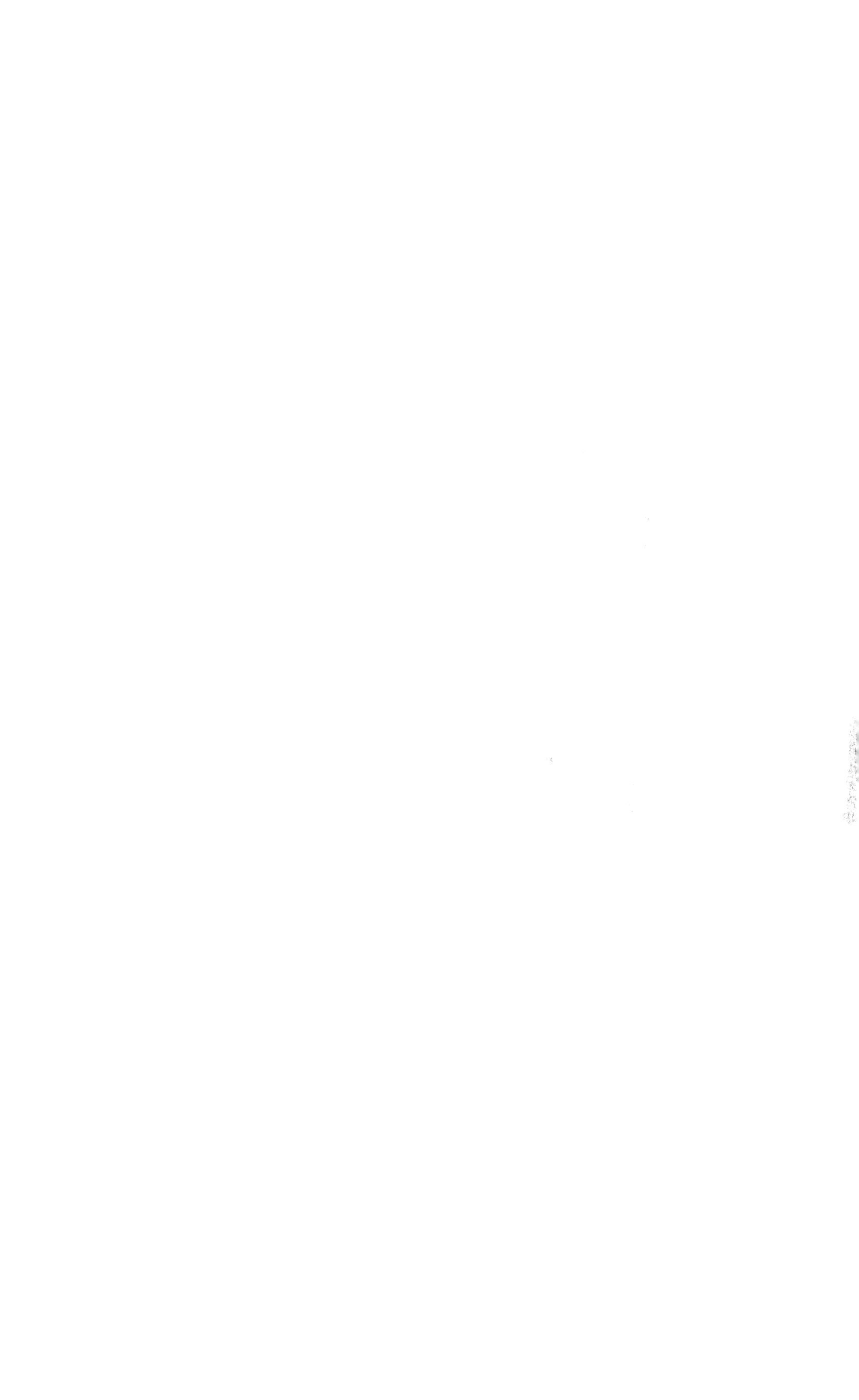

www.ingramcontent.com/pod-product-compliance
Ingram Content Group UK Ltd.
Pitfield, Milton Keynes, MK11 3LW, UK
UKHW012242240726
13966UKWH00003B/1252

9 782011 927903